Dr A. CHASSAGNE

MÉDECINE
ET
MÉDECINS MILITAIRES
DE
L'ARMÉE FRANÇAISE
EN 1888

(ARMÉE ACTIVE—RÉSERVE—ARMÉE TERRITORIALE)

Histoire de la Guerre de l'Autonomie. – Bégin, Gama, Chenu, Arnould, Lereboullet. – Le «Progrès Militaire» et la «Lanterne». – L'Aptitude-Omnibus ; ses résultats de Favoritisme. — L'opinion de l'Armée sur le Pont aux Aptes. – Le « Temps » et le général d'artillerie Thoumas. — Train sanitaire mi-permanent n° 1 de la Compagnie de l'Ouest. Le Directeur «Aptitude-Egalité » rendu à la vie inspectorale. – Une ère nouvelle. — Le directeur Dujardin-Beaumetz. — Inspections médicales, ce qu'elles sont en 1888, ce qu'elles devraient être. — Mobilisation sanitaire du 17me corps — Importance du rôle de guerre des médecins de Réserve et de l'Armée territoriale. — Les tableaux d'avancement. — Concours public avec classement public donnant droit public à l'avancement — 6me réorganisation de l'Ecole du Val-de-Grâce. – M. Cavaignac — Une Ecole du Service de Santé militaire — L'Unification des Soldes.

PARIS
LIBRAIRIE MILITAIRE HENRI CHARLES-LAVAUZELLE
11, place Saint-André-des-Arts — Limoges, 46, nouvelle route d'Aixe
LIBRAIRIE MEDICALE OCTAVE DOIN
8, PLACE DE L'ODÉON, 8
1888

Dr A. CHASSAGNE

MÉDECINE ET MÉDECINS MILITAIRES DE L'ARMÉE FRANÇAISE EN 1888

(ARMÉE ACTIVE—RÉSERVE—ARMÉE TERRITORIALE)

Histoire de la Guerre de l'Autonomie. — Bégin, Gama, Chenu, Arnould, Lereboullet. — Le « Progrès Militaire » et la « Lanterne ». — L'Aptitude-Omnibus ; ses résultats de Favoritisme. — L'opinion de l'Armée sur le Pont aux Aptes. — Le « Temps » et le général d'artillerie Thoumas. — Train sanitaire mi-permanent n° 1 de la Compagnie de l'Ouest. — Le Directeur « Aptitude-Egalité » rendu à la vie inspectorale. — Une ère nouvelle. — Le directeur Dujardin-Beaumetz. — Inspections médicales, ce qu'elles sont en 1888, ce qu'elles devraient être. — Mobilisation sanitaire du 17me corps — Importance du rôle de guerre des médecins de Réserve et de l'Armée territoriale. — Les tableaux d'avancement. — Concours public avec classement public donnant droit public à l'avancement — 6me réorganisation de l'Ecole du Val-de-Grâce. — M. Cavaignac. — Une Ecole du Service de Santé militaire — L'Unification des Soldes.

PARIS

LIBRAIRIE MILITAIRE HENRI CHARLES-LAVAUZELLE

11, place Saint-André-des-Arts — Limoges, 46, nouvelle route d'Aixe

LIBRAIRIE MEDICALE OCTAVE DOIN

8, PLACE DE L'ODÉON, 8

1888

PRÉFACE

A la prochaine Mobilisation de Guerre, les Docteurs des Armées active et Territoriale (et nous croyons que toute l'Armée sera active) constitueront un brillant état-major de 6,000 officiers du Corps de Santé militaire — appuyés de 2,000 médecins auxiliaires du grade d'adjudant (étudiants en doctorat à 12 inscriptions ou officiers de santé).

C'est là un noyau de lecteurs, ce qu'on appelle « un public » suffisant pour justifier des publications spéciales et bien à lui. Si ce n'est pas un « parterre de rois », c'est ce qui le vaut peut-être à l'heure actuelle, un auditoire de savants et de lettres.

La plupart de nos distingués confrères possèdent à loisir les diverses Réglementations, décisions et notes, à la variation desquelles on ne s'épargne guère. Ils peuvent en connaître intégralement; mais, ce qu'ils ignorent d'un fonctionnement, toujours à souhait sur le papier, ce sont les mesures discutables, les critiques, les dessous.

Dans l'Armée, qui seule peut en témoigner, nul ne parle.

C'est défendu.

On a réglementairement confisqué plume, parole, et presque libre examen.

Les intéressés prétendent que ce mutisme monastique est indispensable à la discipline.

Il l'est à coup sûr au Favoritisme.

Les gens de Bureau du Ministère trouvent là un idéal rêvé pour leurs us et abus, et, dans ce silence obligatoire, ils se diplôment sans frais d'études d'un savoir élevé.

Leur impeccabilité devient axiôme. Et pour perpétuer dans la corporation cette légende qui ne va pas sans bénéfices matériels, ils ont eu soin de tout temps et à la moindre critique de déclarer la Patrie en danger, et la discipline beaucoup plus en danger.

Cette doctrine profitable pour les biens particuliers est à un point de vue plus élevé discutable.

Ses conséquences entraînent à « pousser » côte à côte avec les fils qu'on fait avancer en bon père de famille et qui ne critiquent rien en bons fils — les médiocrités honnêtes, les *moyens*, gens d'obédience passive un peu moutonnière qui haussent rarement leur pensée jusqu'à la libre pensée.

Aussi — et résultat plus triste — quelques intelligents

se déroutent et se dégoûtent, ils appliquent leur intelligence non à l'étude technique, à l'achat honnête par le travail d'une notoriété et d'un renom scientifiques mais à des adulations de coulisse et à un rôle de comédie.

Ils désertent l'amphithéâtre pour le théâtre.

Cependant, les sincères, les virils, les indépendants, ceux qui n'ont pas « la langue des cours », mais le cœur haut porté et loyal, arrivent moins vite. Ils ne sont pas *au Tableau.*

Telle est la pente.

Pourtant, aujourd'hui, on a tant de fois prédit les fins finales de la DISCIPLINE, réputée si fragilement sensitive au contact de toute réforme—des discussions de la Presse militaire et du Parlement, de l'examen détaillé du Budget de la Guerre, de la publicité des tableaux d'avancement, du service de 40 mois, puis de celui de 3 ans.

Et même du port de la barbe.

Qu'il s'est élevé des défiances sur les limites exactes du mot.

On s'est avisé que les Bureaux où les gens de précaution abondent pouvaient bien avoir eu cure davantage d'un silence aux ombres discrètes que de la discipline et que de ce pavillon objectif, ils couvraient — en le compromettant quelque peu — leurs personnalités idoines.

A l'heure actuelle, l'opinion semble se faire qu'on pourrait, comme en Allemagne et en Italie, tolérer « un peu plus de lumière » et lever partiellement ce rigoureux interdit. Après tout, l'initiative progressiste, le désir d'âme honnête de voir le travail l'emporter sur la faveur, la clinique sur l'antichambre, la visite du pauvre soldat malade sur les visites académiques, le savoir sur les protections et les abus, ne peuvent que fortifier — en ses hauteurs respectées — la sainte Discipline

Tout cela naît comme elle du sentiment du Devoir.

CHAPITRE Ier

HISTOIRE DE LA GUERRE DE L'AUTONOMIE

Précurseurs combattants et fuyards de ce Champ de Bataille professionnel. — Regin, Gama, Chenu, MM. Léon Le Fort, Arnould, Lereboullet, A. Captain. — Le « Progrès Militaire » et la « Lanterne ». — Prestigidation de chiffres du docteur-intendant Coulombeix. — Un rapport Pathoslogique. — Indécision générale des généraux de médecine. — Le Conseil de Santé sans conseils. — La Direction après la victoire par ceux qui n'avaient pas fait la guerre. — Place aux Vieux ! — Le Règlement sur le Service de Santé du 28 août 1883. — Survie d'une paperasserie touffue et d'un régime alimentaire anti décimal.

Aujourd'hui, de même que toute la population virile a porté l'habit viril de soldat, parallèlement, et de par le service obligatoire, il s'est formé une nombreuse et dévouée Armée médicale.

On peut l'affirmer ; des médecins de grades divers de l'Armée territoriale (ils sont au nommbre de 3,368) et de la Réserve (l'ANNUAIRE de 1887 en accuse 1,088), des médecins auxiliaires, voire des vieux praticiens, qui, en 1870, portèrent dans tant d'ambulances de gares une science courageuse au chevet de paille des varioleux, aucun ne se désintéresserait, la lutte échéant, d'un rôle aussi actif que le permettraient les années.

C'est dans cette créance qu'un jour la plupart des Médecins de France devront ajouter à la confraternité d'études celle des armes et partager la gourde et le pain des heures difficiles (ce qui ne s'oublie plus), que nous publions — passionné de Progrès honnête et de Justice — ce petit livre qui réunit en Corps et en esprit de corps tous les Officiers-Docteurs du cadre actif, de Réserve et de l'Armée Territoriale, par le coude à coude de notions communes avant le coude à coude de Guerre.

L'Autonomie médicale existe, comme on sait, depuis six ans.

Avant de dire ce qu'elle a fait de bien ou de mal, avec une impartiale conscience, le devoir s'impose de signaler quels furent dans cette lutte pour la vie professionnelle les précurseurs, les combattants et les..... prudents.

∴

Bégin fut un des guerroyeurs premiers.

Ses *Etudes sur le Service de santé militaire en France*, parues en 1849 à la suite du décret du Gouvernement provisoire (3 mai 1848), furent un premier tressaillement, le premier appel public.

Le règlement fut fait par une Commission, touffu, confus, équivoque, multipliant les « s'il y a lieu », « quand ce sera possible », « si cela paraît nécessaire ». Il fut renvoyé, avec tous ces dilatoires placés en trébuchet dans divers articles, au Conseil d'État, puis aux Bureaux de la guerre.

On revient rarement de si loin

Nous avons tous assisté en 1878, avec le général de Chanal, qui refusait de réunir sa Commission, à la répétition de cette vieille pièce de délais, incidents d'audience, renvois à huitaine et atermoiements.

Une tactique connue de reculades en échelons pour lasser le droit.

On le lassa ; après 4 projets successivement produits pour nourrir la confusion — une « haute » Commission qu'on sentit le besoin d'élever par cet adjectif conclut sous la présidence du vaillant maréchal, le maréchal Vaillant :

« Dans l'opinion de la Commission, le décret du 3 mai 1848, qui a surexcité au plus haut degré dans le Corps des officiers de santé les tendances vers une émancipation absolue, est d'origine révolutionnaire, c'est-à-dire qu'il appartient à une de ces époques *où le trouble pénètre dans les esprits, dans les faits, dans les institutions,* où le principe d'autorité se fausse et s'énerve. »

Ce style de robe courte est du 23 *mars* 1852.

Aucun trouble ne pénétrait plus dans les esprits, dans les faits. Dans les institutions.

*
* *

Six ans plus tard un courageux, Gama fit paraître une première *Lettre sur le service de santé militaire*, puis une seconde en 1860. Les exemplaires de toutes deux sont devenus fort rares par destruction fortuite ou voulue.

Le style en paraîtra quelque peu vif, mais il faut pardonner beaucoup aux âmes d'apôtres qui ont aimé pour elles-mêmes et périlleusement l'Honnêteté et la Justice.

« Les dernières démarches que j'ai faites au nom du Corps de « santé militaire ont éprouvé le sort des précédentes ; elles ont « été accueillies par le silence et par une affectation de dédain.

« Il n'y a pas là une solution. Si l'on croit avoir abattu notre « courage, on se trompe. Nous savons qui nous sommes, nous « représentons une idée. Nous connaissons également nos adver- « saires ; ils comprennent tout le monde officiel du Ministère de la « guerre. Dans les divisions des services administratifs de ce mi- « nistère, on compte surtout comme chefs d'emploi des membres « de l'intendance ou des affidés à ce corps.

« Tous sont sous une même direction, reçoivent le même mot « d'ordre ; il y a entre eux unanimité et solidarité pour affirmer « que tous les travaux qui « s'accomplissent au ministère appar- « tiennent à l'intendance, que toutes ses complications sont le « produit de talents rares.

« Elle n'en possède qu'un en réalité, celui de multiplier les inu- « tilités et de répandre la confusion pour mieux rendre nécessaire « son intervention. Comme un familier du ministère conseillait de « simplifier au moins la comptabilité des régiments. — Y pensez- « vous, lui répondit-on, de la simplicité, nous serions perdus ! » (1)

Ces lignes ont été écrites il y a quelques vingt-huit ans, — en 1860 ; — elles paraîtront peut-être moins vieilles que leur âge.

Enfin, dans son *Rapport au Conseil de santé des armées sur les résultats du service médico-chirurgical pendant la guerre d'Orient 1867*, dans sa *Statistique médico-chirurgicale de la campagne d'Italie 1869*, mais surtout dans son remarquable ouvrage de vul-

(1) Seconde lettre sur le Service de santé militaire, par J.-P. Gama, ancien chirurgien en chef du Val-de-Grâce, officier de la Légion d'honneur. — Paris, Choisnet, 1860, p. 5, 9 et 11.

garisation tout ardent de philanthropie honnête, *De la mortalité de l'Armée et des moyens d'économiser la vie humaine 1870*, Chenu – nôtre Chenu — fournit une base solide mathématique, aux projets de loi, rapports et discussions du Parlement, à nos revendications à tous.

C'est lui qui a donné le chiffre.

Ce précurseur est mort pauvre et quelque peu délaissé aux Invalides, soldat au milieu des soldats. On eût dû, on devrait lui élever un monument durable avec ce simple exergue : « L'Autonomie à Chenu. »

Ni Gama, ni surtout Chenu, dont le nom est immortel, n'ont atteint à l'inspectorat lorsqu'il en est arrivé tant d'autres dont le nom est mortel. Leur vie durant.

* * *

Après 1870, où le flagrant délit d'incompétence fut tant de fois constaté, la campagne pour l'Autonomie fut vigoureusement menée par M. Léon Le Fort dans la *Revue des Deux-Mondes*; par A. Chazeaud dans le *Bien public* et la *Réforme économique ;* par nous-même dans la *Lanterne*, sous la signature A. CAPTAIN ; enfin par le *Progrès militaire*, qui prit résolûment les couleurs médicales

Nous lui signalâmes le premier (31 août 1881), la mortalité grande des ambulances de Tunisie, puis l'inexactitude des chiffres du docteur Coulombeix, intendant de grande imagination, qui, dans le *Journal Officiel de la République française*, daigna faire le roman de la Statistique.

Un de nos meilleurs, Lereboullet, porta le dernier coup, et le plus formidable.

Entre temps, quelques médecins-majors dévoués, que nous aimons tous, voyaient les députés, faisaient les couloirs, semaient la persuasion.

Mais, à l'exception remarquée d'un de ses membres, le CONSEIL DE SANTÉ resta pendant ces journées indécises, indécis, immobile, muet, en réserve.

On eût dit sur un corps s'agitant une tête morte.

Je ne dis pas qu'elle avait deux faces ; elle n'avait pas de face.

La plupart des principaux eux-mêmes (sauf Arnould, Leplat,

Sarrazin, Morache, et quelques autres vaillants), demeuraient hésitants, souriaient avec ambiguïté.

Je ne doute pas de leur valeur actuelle et retrouvée, mais on ne put les faire sortir de leur expectation pour combattre : c'étaient des témoins, ils marquaient les points — des neutralisés, ils semblaient avoir mis le brassard de Genève, même pour cette lutte sainte.

L'un d'eux construisit même un Rapport épais, confus, diffus, qui nous eût beaucoup amusé par sa texture *pathoslogique* et inexperte, si ce médecin auteur malgré lui, n'eût fourni à l'Intendance des arguments qu'elle mit de suite en belle lumière à l'*Officiel*. Non sans malice.

On peut dire que l'Autonomie fût faite par-dessus ces têtes, au moins prudentes.

***

Puis, chose étrange, dès que la Loi du 16 mars 1882 fut appliquée avec création de Directions du service de santé dans les 19 Corps d'armée, tous ces muets récupérèrent la voix, et une voix qu'on ne leur soupçonnait guère.

Pour demander des places.

La victoire avait mis fin à leurs indécisions; ces non-combattants se retrouvaient après la bataille. Et alors, au nom de leur ancienneté passive, du nombre de leurs années, de leur sénilité, ils s'assirent dans les emplois qu'on avait rêvés pour des hommes.

Si bien qu'on assista à une République sans républicains, à une Autonomie sans autonomistes, munie de directeurs qui n'avaient pas eu la conviction d'une cause à défendre la veille, mais celle plus solide d'une place ou d'un placer à exploiter le lendemain.

Cette faute lourde devait stériliser en partie une réforme excellente.

Il ne pouvait y avoir beaucoup d'initiative virile, d'unité, de suite et de décision chez la plupart de ces nouveaux, qui avaient à faire sur le tard apprentissage de qualités nouvelles.

Le décousu s'imposait.

Nous allons le constater, sans ce respect à la Dangeau des situations des personnes et des responsabilités, qui sont l'ostentation d'ailleurs bien notée de la discipline. Les hommes sont peu de chose pour les honnêtes devant les principes et les réformes utiles au pays.

Il faut laisser ces confusions de devoirs à la servilité qui y trouve son compte.

*
* *

Une des premières refontes qui s'imposait était celle du *Règlement du service de santé* : le Codex administratif. Elle fut faite par une Commission mêlée d'intérêts divers destinés à se compenser ; elle s'éclaira des trois ou quatre Règlements antérieurs, les *précédents* (un mot d'un grand poids) et elle aboutit à une cote obligatoirement taillée dans les concessions réciproques.

Ce travail—sur du vieux—laissa subsister une paperasserie touffue, perte de travail utile (une foule d'états et 12 registres pour le médecin-chef, art. 147, p. 24 ; 10 registres pour le pharmacien, article 515, p. 168, et 41 registres pour le comptable, art. 495, p. 157) ; mais surtout un régime alimentaire qu'on avait le droit de croire enterré sous les critiques joyeuses faites au Parlement de ses complications voulues et de ses chinoiseries travaillées.

Le motif allégué pour le maintien, sur ses nombreuses colonnes, de ce chef-d'œuvre de la corporation des gens de bureau est lui-même spécieux.

On a reculé, dit la note 14 (p. 277, dernier alinéa) devant « la réforme d'un stock de poids et mesures en fonte » dont la valeur intrinsèque peut bien être évaluée à 500 fr. pour tous les hôpitaux de France et d'Algérie.

Il est vraisemblable qu'il y eut des raisons de plus de poids.

L'opinion générale fut qu'on s'était replié devant le labeur de remaniement de toutes ces choses emmêlées avec art, brouillées avec étude le long des tarifs, relevés particuliers et généraux, registres, etc.

Cette retraite laissa subsister malheureusement pour les pauvres comptables les 0,37,7 — 18,75 — 12,15 ; les 0,07 de vinaigre pour la salade ; les 0,08, 6, 4, de sucre ; 32 de chocolat ; jamais de multiples décimaux ; c'eût été trop peu compliqué.

Et, pour les pauvres malades, la fameuse, la légendaire côtelette pour 10 et l'amusant chapitre des desserts, qui n'a prévu ni les châtaignes, ni les noix, denrées jugées sans doute exotiques, mais qui prévoit, je vous le donne en mille.... les jujubes !

Le Réglement, à côté de cet alliage évitable, renfermait des qualités réelles.

CHAPITRE II

L'APTITUDE-OMNIBUS, SES RÉSULTATS DE FAVORITISME

La loi boîteuse et mal-assise du 16 mars 1882. — Les troupes sanitaires entre deux feux. — Leur rattachement logique et unique à la 7e Direction. — Les galons aux Officiers d'administration. — Importance d'un choix judicieux pour les chefferies d'hôpital. — A l'outil de sélection naturelle le « Concours » on substitue une égalité artificielle, « l'Aptitude ». — Tout le monde a des prix. — Science pour tous. — Et sous le couvert de cette égalité de convention, on exerce le « choix » en faveur de « modestes » parents ou protégés qui eussent poussé la modestie jusqu'à ne pas concourir.

—

Le Règlement ne pouvait faire plus et mieux que la loi boîteuse et mal assise du 16 mars 1882, qui laissait comme avancement, c'est-à-dire comme hommes-lige, les officiers d'administration et les infirmiers sous le sceptre de papier de l'intendance.

Médecin-chef, vous remarquiez dans vos salles un infirmier intelligent, alerte, amoureux du malade, comme il s'en trouve beaucoup parmi ces humbles ; il y aurait intérêt à faire un caporal de ce débrouillard, qui sera le premier « paré », le premier au bois, à l'eau ou à la paille dans cette chaumière de l'Est, ambulance de l'avenir.

Vous le proposiez, oui, mais l'intendant dispose.

Il ne connaît ce soldat obscur qu'obscurément et sur le papier — par ses *folios* — mais cela suffit à cet homme de tant de papiers. On prétend même qu'une proposition médicale en faveur d'un officier d'administration aboutissait d'autant moins qu'elle était plus pressante.

Ceux attachés aux Directions ne pouvaient ni avancer ni être décorés ; on leur instruisait, à l'aide de la petite lettre anonyme des « notes secrètes », le procès de tendance « d'être pour les médecins ».

On comprend combien un tel dualisme conseillait mal.

Les officiers loyaux tenaient pour l'un ou l'autre camp, mais il était quelques faibles qui voisinaient des deux parts et changeaient de dévouement suivant les antichambres. Sans doute, la Révision de la Loi des Cadres devait mettre un jour chacun en son lieu, mais personne ne se faisait l'illusion que ce fut sous peu.

On ne précipite rien.

Les lois militaires vont plus doucement que les autres,— qui ne vont pas vite.

Un simple décret du général Boulanger — qui sait vouloir — a pris les devants sur cette lenteur traditionnelle ; il a remis avec raison à la 7ᵉ Direction l'entière chefferie des officiers d'administration et des infirmiers.

L'octroi des galons de grade nous paraît devoir être le corollaire obligé de ce rattachement logique.

On verra alors comme partout, comme nous l'avons vu nous-mêmes à Woolwich, à Royal-Victoria de Netley, à Cambridge-hospital d'Aldershot, le comptable devenu, non sans fierté, officier hospitalier, n'avoir plus que des points de ressemblance et de contact rares avec ses ex-camarades des Bureaux, du Campement et des Subsistances.

*
* *

Le Règlement (et c'est le sort des Règlements de vivre l'espace d'un Ministre) se trouve quelque peu à refondre de par ce décret de haute initiative, beaucoup de ses articles deviennent caducs.

Mais il a des parties excellentes : il donne au médecin-chef l'autorité de chef de corps (une victoire), le droit de punition, de Rapport, d'être quelqu'un et de faire quelque chose.

C'était le moment psychologique, paraîtra-t-il, de sélecter les gens de savoir, d'intelligence, d'initiative et de progrès. Chez le médecin militaire, chacun sait ça, la situation est personnelle ; il vit et meurt « major » pour le soldat, « docteur » pour l'officier.

On vaut par son contenu.

Qui n'a entendu dire à un général : « J'ai parlé au docteur X... (et avec un sourire ambigu), je ne sais rien de sa valeur médicale, mais il a peu de lectures et ne paraît pas un esprit d'acuité ». Ce sont ces condamnations navrantes et les médiocrités honnêtes qu'il fallait à tout prix écarter des chefferies.

Un moyen de sélection existait — LE CONCOURS.

Il n'avait jamais donné son plein rendement, parce qu'autrefois être reçu équivalait à un bannissement en Algérie, et la lettre de service tournait à la lettre de cachet. Mais l'agrégation du Val-de-Grâce avait fait la preuve qu'on trouvait des concurrents de premier ordre pour des avantages sérieux de carrière.

Et déjà, aux premières rumeurs d'Autonomie et de Chefferies, à cette résurrection de Lazare, les concurrents se multipliaient ; en 1880, 1881, 1882, le concours s'élevait fort.

Il se fut élevé bien plus encore.

C'est à ce moment précis qu'une 7° Direction, dont il est loisible de suspecter la judiciaire, abolit le Concours passé publiquement à Paris par tous, devant tous, en face d'un même jury ministériellement nommé, et décréta l'*examen d'Aptitude*, passé dans la coulisse en tête-à-tête devant l'inspecteur X... à Marseille, l'inspecteur Z. . à Dunkerque, jurys à une seule tête, plus ou moins meublée, ayant ses manières de voir le Programme, ses colles, ses préférences — ses recommandations aussi — faisant l'examen variable ici et là pour l'un ou pour l'autre

En un mot, le chaos.

*
* *

Il était facile de prévoir que tout le monde aurait l'APTITUDE.

Tout le monde l'a.

Quelques-uns n'en ont pas voulu. Les plus légendaires fruits-secs des concours d'hôpitaux en sont munis.

C'est un omnibus (1).

L'abolition du concours hospitalier ne pouvait se légitimer en quelque manière que par le Concours pour le grade.

Plus objectif peut-être par ses répétitions de travail et de raiguisage à chaque nouveau galon.

---

(1) Sur les 220 premiers majors de 2° classe, il n'y en a que 13 qui n'ont pas l'Aptitude (ANNUAIRE DE 1886).

Mais quel a bien pu être le but en décrétant l'égalité cérébrale, ce niveau d'eau à bulle scientifique fixe. A-t-on cru naïvement qu'on pourrait aligner les intellects, donner du diagnostic par « désignation », et cette chose sans prix — le Tempérament de travail — par lettre de service.

C'est peu vraisemblable : la lettre de service, si moulée soit-elle par un commis de talent, n'a pas de ces pouvoirs de transmutation. Ça peut être, à la rigueur, une peau de lion, mais elle ne confère pas le rugissement.

En revanche, s'il échappait le but de ce nivellement sur le papier en vertu duquel le dernier médecin de quartier pourrait être « désigné » et « nommé » dans les hôpitaux de Paris aux lieu et place de Velpeau, Nélaton, Péan, Verneuil, Charcot, etc., décrétés « leurs quantités égales », en revanche, dis-je, les tristes résultats de cette aptitude à tout le monde et à bon marché — de ces talents courant les rues de ce « n'importequisme » frappèrent bien vite les jugements droits.

* * *

Et d'abord cet aphorisme admis de circonvolutions cérébrales nivelées et de savoir tiré au cordeau, il ne pouvait y avoir équitablement d'autre désignation que le tour d'ancienneté entre tous ces égaux d'aptitudes égales.

On en a agi autrement, et il est facile de voir que ce prétendu moulage général ouvre la porte toute grande au bon plaisir particulier.

Au choix comme on dit.

On désigne où on veut, qui on veut, on pourrait désigner au colin-maillard, puisqu'on tombe toujours sur une égalité d'aptitude.

Il ne pourrait y avoir de régulateur partiel à cette toute-puissance, à ce droit divin de désignation, à ce royal « nous voulons et nous nommons », que le savoir hors ligne d'un Larrey ou d'un Michel Levy. Nous croyons que ni le Directeur actuel dont le Rapport déjà cité constitue à cette heure les œuvres complètes, ni son prédécesseur, quel que soit leur concept d'une égalité théorique, le poussent jusqu'à cette illusion que les Académies n'ont rien fait pour encourager.

*
* *

Mais la conséquence regrettable et de tous les jours, c'est que les officiers, sous-officiers et soldats sont diagnostiqués et traités dans les plus grands hôpitaux militaires par une foule mêlée dont la bigarrure ne semble devoir inspirer qu'une confiance réduite.

Sur les 85 majors de première classe faisant service dans les hôpitaux militaires, 55 proviennent de l'ancien concours (1), 28 n'ont que l'aptitude, 2 n'ont ni concours ni aptitude.

Sur les 60 majors de deuxième classe également dans les hôpitaux, 7 viennent du concours, 23 n'ont que l'aptitude, et 30 n'ont ni concours ni aptitude.

Ils ont été « nommés. »

Il existe même 4 ou 5 principaux qui n'ont pas eu de leur vie, appelons-la scientifique si vous le désirez, à diagnostiquer n'importe quoi devant un jury d'épreuve quelconque. Ils « ont passé. »

On ne sait pas au vrai ce qu'ils contiennent.

Ce n'est ni la visite sans contrôle, ni l'inspection annuelle qui dure l'espace d'un matin, ni la mortalité — qu'on a toujours licence d'attribuer à des causes métaphysiques, — qui permettent une jauge.

Sans doute il y a des gens de valeur hors du concours, et je n'imagine pas que la Médecine militaire où tant d'éléments excellents abondent, puisse être décapitée même par une mesure de faux jugement ; mais enfin le livre, les travaux antérieurs, le concours pratique de la salle des malades et de l'amphithéâtre, sont des éléments patents de détermination, des poids publics connus, titrés, et vous aurez beau me dire que c'est par modestie, timidité et autres ambages..., cette modestie sonne creux.

Elle est généralement mise en doute.

On la soupçonne de vide.

---

(1) ANNUAIRE de 1886. Une douzaine environ aujourd'hui ; les autres ont été mis dans les régiments pour se perfectionner en l'art des marches militaires, cibles et baignades.

CHAPITRE III

LES PROGRÈS DE L'AUTONOMIE — QUAND MÊME

Opinion de l'Armée sur le Pont aux Ânes. — Le médecin traitant n'importe qui. — Une Statistique à faire. — Si l'Officier, le sous-officier et le soldat ne peuvent choisir leur médecin, qu'on le leur choisisse soigneusement par le Concours. — L'avancement obscur des dévoués obscurs. — Découragement des meilleurs devant l'hostilité sourde témoignée à la Science et au Val-de-Grâce. — M. Léon Le Fort et la « Revue des Deux-Mondes. — Réponse médicale du général d'artillerie Thoumas dans le « Temps » du 3 juin. — Relégation des professeurs et agrégés de Facultés dans les grades subalternes, prononcée par un Directeur juge — et partie.

Peu à peu, dans le grand Public militaire, quand on voit un médecin qui a fait ses preuves au grand soleil, qui a lu et travaillé — et guéri — remplacé à l'hôpital par le médecin de régiment du coin, sans autre raison que de remettre le premier au diagnostic des ampoules et le second à celui des affections du cœur, peu à peu s'élève cette idée que le premier venu ne doit pas « se faire la main » sur l'officier, le sous-officier et le soldat, que le Parlement n'a pas voté l'Autonomie pour cela, — bien au contraire.

Et si l'on faisait une statistique, non pas de la mortalité en France, Algérie, Tunisie et autres lieux, dont on mêle les chiffres à plaisir, non plus de la mortalité des hôpitaux civils et militaires, que l'on fusionne de même, mais des hôpitaux militaires de France seuls, par rapport aux malades traités en 1879-82 et 1884-87, par exemple, il surgit des doutes, il s'éveille des créances que les décès ont pu s'élever en raison directe de l'abolition du *Concours* qui durait 20 jours à Paris et des *Aptitudes* constatées entre deux trains, d'un cœur léger sous les latitudes les plus diverses.

La 7ᵉ Direction a les éléments nécessaires pour établir ce Synoptique ; vraisemblablement (et nous ne pouvons que raisonner par hypothèse), il démentirait tristement l'égalité devant la toise des tailles de l'intelligence clinique.

*
* *

Certes, il est difficile de faire entendre des critiques aux Directeurs. Et on peut leur pardonner beaucoup à cet égard : leur milieu, leur air respiré, est l'éloge. Ils vivent murés d'un cercle formidable d'admirateurs à admiration continue.

Cette courtisanerie détestable gâte leur oreille.

Ils se déforment bien vite à croire à leur infaillibilité ; ils se découvrent sous la pression de l'antichambre des capacités inédites. On les révèle à eux-mêmes.

Dès lors, toute critique leur paraît une attaque entachée de malveillance.

Quand donc comprendront-ils — de plus haut — que ce sont ces admirations d' « abondance » qui les diminuent et ne se laisseront-ils plus prendre à cette pipée banale.

D'autant que ce sont toujours les mêmes grands cœurs qui quémandent sous tous les régimes et aiment tous les Directeurs pour eux-mêmes — indistinctement.

Ce pendant, l'honnête homme qui n'a jamais retourné sa veste, n'a pas fait de visites académiques, assisté à de petits levers, qui s'est dit que guérir le soldat, se réjouir de la vie sauvée d'un homme fait comme de la création nouvelle d'un grand enfant, le conserver à ces vieillards qui marmottent des prières au village lointain, vaut mieux que visiter, thuriférer et solliciter — celui-là, il faut le dire, est dupe de son honnêteté sainte.

Ils sont nombreux ces probes qui préfèrent la pauvreté à l'aumône, et qui ne tendirent jamais la main sous le porche des Directions.

C'est leur labeur obscur dans les petites garnisons, leurs œuvres bonnes, leur dignité indépendante sans quémande, qui font le plus pur de l'Honneur médical militaire.

Il serait désirable que la montagne allât à eux.

*
* *

Malheureusement l'avenir est assez borné, par suite des fautes déjà commises.

La tête du corps a été inconsidérément encombrée de « jeunes » qui vont arrêter l'Avancement pendant une dizaine d'années.

On ne suit pas de tour d'ancienneté pour la garnison de Paris, ce qui serait de droit et de justice pour tous les grades, sans exception.

Il y a le tour des fils, des neveux et des gendres, qu'au pis-aller on nomme « provisoirement » pour de longues années.

Les aide majors de 2e classe sont mis d'emblée dans les régiments au débotté de l'Ecole, au lieu de faire deux ans d'Afrique, comme autrefois, ce qui les formait aux ambulances des petits postes, à la mobilité de campagne, à la vie de guerre et de cheval, ils y « faisaient leurs caravanes », comme on disait au siècle dernier.

On écoute trop les racontars, les « histoires », les médisances, cette barre à mine des médiocres qui croient se rehausser en creusant des galeries sous le savoir.

Enfin le va-et-vient des médecins d'hôpitaux dans les régiments et l'inverse qui affectent la mesure mal réglée d'un chassé-croisé confus, l'espèce d'hostilité sourde, de jalousie de pauvre à riche témoignée au Val-de-Grâce à la Science, au Concours, ont découragé bien des laborieux et des meilleurs.

C'est affaire aux Directeurs avisés de comprendre que l'homme en général ne travaille que s'il a un but précis et de n'éteindre au grand jamais la lampe merveilleuse de l'émulation.

A l'heure présente, bien des hésitants se demandent s'il n'est pas profitable de délaisser la clinique pour l'antichambre, et les livres pour la carte de visite cornée.

Non, ne délaissez jamais les livres, cette consolation suprême et sans seconde. Attendez, vous dont l'âge heureux peut attendre. De meilleurs jours luiront

La réaction se fera.

On comprendra qu'il faut un savant pour diriger un corps savant, un ami de l'étude pour pousser vers l'étude, que la considération, le prestige, le niveau social dans l'Armée, seront toujours en raison directe de la Science et du Travail.

La guérison du pauvre soldat aussi, de ce fils que nous a confié la grande famille française.

∴

Et quel moment a-t-on choisi, inopportun entre tous, pour mener cette besogne tristement facile des désorganisations?

Celui où le Concours s'impose à l'Ecole supérieure de guerre pour la sélection naturelle des Etats-Majors et des Grands Commandements futurs, où il s'impose de même à Saint-Maixent pour l'avènement du sous-officier à l'épaulette, où des projets de lois militaires, ouvrant gratuitement les Ecoles, y convient toutes les classes et toutes les fortunes sans distinctions et inégalités autres que cette inégalité inéluctable des savoirs et des intelligences.

Par quel mal-jugé étrange prend-on, pour abaisser le niveau scientifique de la Médecine militaire, l'heure précise où, par un article 275 (titre IV) des professeurs agrégés et même des professeurs titulaires de Facultés de médecine peuvent être mis en lisière et sous tutelle directrice de médecins-majors de 1re classe.

C'était indication à tripler l'étude, le travail, la notoriété, le grandissement intellectuel de ces derniers.

On a fait le contraire.

M. Léon Lefort, qui fut médecin militaire, et, nous l'avons dit, un des lutteurs de l'Autonomie à la première heure, constate avec une douleur quasi-familiale la médiocre Direction de ces choses confuses. Son Etude sur le Service de santé dans la *Revue des Deux-Mondes* du 1er juin a produit une sensation vive comme toute œuvre de vérité ; nous y reviendrons dans un autre journal.

Le *Temps*, dont les articles militaires sont d'habitude d'une littérature plus haute a répondu en *style administratif* « qu'il n'y avait pas lieu de croire » que l'opinion de M. Lefort ait toute la portée qu'on lui suppose, que les avantages en sont peut-être plus apparents que réels, « qu'il faut distinguer », et de toutes ces phrases à brouillard il déduit que les médecins militaires évacueront et que les professeurs de chirurgie couperont, bien, loin sur l'Arrière.

Mais c'est précisément de décider s'il faut évacuer près ou

loin, conserver, isoler, opérer ou non qu'est le délicat, l'essentiel : c'est pour ce diagnostic qui peut être de vie ou de mort pour le blessé grave qu'on ne saurait trop cumuler de savoir, d'intelligence et d'expérience.

C'est là qu'il faut au maximum de ce tact, de cette intuition, de cette double vue des maitres consacrés par les nombreux concours, — précédés eux-mêmes de nombreuses heures de veilles et d'observations cliniques, — non point de ces médecins traitants improvisés après une épreuve banale qu'eux-mêmes ne prennent pas au sérieux et que l'on nomme déjà en souriant *le Pont aux Anes*.

∴

Malgré toutes les fautes issues de cette erreur première de ne pas avoir appelé à l'application de principes nouveaux des hommes nouveaux, l'Autonomie est chose si excellente en soi que, par vertu originelle, par vitesse acquise de son nom, des progrès locaux se sont imposés de ci et de là, — réalisés, il faut le dire, par quelques Directeurs de Corps d'armée que tout le monde regrette de ne pas voir plus haut et par des médecins-chefs.

Ce que j'appellerai l'initiative privée.

Il me plaît de terminer par ces bonnes paroles pour de bonnes oeuvres.

Les journées de traitement ont beaucoup diminué ; les convalescents n'attendent plus les classiques fins de mois ; on fait des sortants les dimanches, fêtes et en fins de trimestre, ce qu'on prohibait autrefois pour la villégiature des Bureaux ; les aliments sont plus variés et mieux préparés, le vin et son mouillage surveillés, les grattages et gaspillages réduits à leur plus simple expression par suite des visites bi-quotidiennes du médecin-chef.

Le nombre des lits peut être diminué suivant les fluctuations morbides, le cube d'air amélioré, le rechange des salles ordonné, les désinfections et isolements faits de suite.

Tout cela nécessitait autrefois de longs protocoles.

Ce sont aujourd'hui des résultats acquis et particulièrement appréciables d'économie et d'hygiène.

Il en est d'autres.

La conservation de la vie humaine a définitivement pris le pas sur celle du matériel et la Salle de malades sur le Magasin.

L'infirmier a appris à être bien tenu, discipliné, à faire passer le service de dévouement, le service de *cœur*, pour ceux qui souffrent, avant le frottage des parquets, les « matelas » ou la calligraphie d'en-têtes admirables.

On lui en a tenu compte, il a grandi dans l'opinion. Il fait figure. De valet d'armée ou à peu près, il s'est exhaussé au rôle de soldat hospitalier, cet humble raillé de la veille.

CHAPITRE IV

LE TRAIN SANITAIRE MI-PERMANENT N° 1

DE LA COMPAGNIE DE L'OUEST

Tous les journaux ont fait une relation du *Train sanitaire n° 1 de la Compagnie de l'Ouest*, à l'usage des gens du monde.

On sait qu'il est allé au Hâvre, qu'il faisait chaud, que le linge blanc était d'une grande blancheur et la cuisine point si mauvaise; enfin que MM. V..., X..., Y..., étaient là, ainsi que Mme Z... et aussi que les malades étaient des soldats — qui se portaient bien, du 71e.

Tout cela suffit peut-être pour des gens du monde ; nous allons serrer la question d'un peu plus près.

On ne connaissait jusqu'à hier encore, que deux variétés de trains sanitaires — les *permanents* et les *improvisés*.

Les *permanents*, — des plus confortables sans doute, mais qui restent inutiles, oisifs, à l'état de Musée et pour ainsi dire sous vitrine pendant toute la durée heureusement fort longue du chômage des grandes guerres.

Les *improvisés*, — simples wagons à marchandises en temps normal, ne revêtant leurs apparaux de guerre et de secours qu'au moment précis de la mobilisation.

La Compagnie de l'Ouest vient d'inaugurer une troisième variété, le *train sanitaire mixte* ou *mi-permanent*.

Ce n'est pas le *permanent*, puisque tout son matériel hospitalier remisé en magasin ; ce train — qui garé le long de la rue de Rome, est l'objet d'une curiosité et d'un pèlerinage actifs — sera disloqué et mis en service commercial.

Ce n'est pas non plus l'*improvisé simple*, car l'adaptation demande une quinzaine de jours, les wagons portent en permanence une trappe dans le plancher, des portes dans la longueur, un lanterneau à la toiture et l'insigne d'une croix de Genève fort apparente, destinée à les faire concentrer de chaque gare du reseau vers le point décisif de formation.

Une fois armé en guerre, ce train le demeure ; il a le désavantage sur l'*improvisé* de ne pouvoir, ses malades évacués, faire retour vers la base d'opération avec des troupes, des vivres, du matériel ou des munitions de renfort. C'est un système mixte.

Et, différence dernière, il est suspendu sur ressorts spéciaux. Ceci demande de remonter en arrière de quelques années.

*
* *

Depuis sa création, mais surtout à partir de 1881, la Commission des chemins de fer, MM. Cléraut, Ameline, etc., ont fait de Paris à Brest de nombreux voyages d'essai, dans l'un desquels M. de Beaufort, dont la philanthropie courageuse connaît peu d'obstacles, exécuta ce long trajet de seize heures en un wagon à bestiaux des moins clos et des moins confortables. Sur cette ligne de Bretagne, donc, tous les appareils de suspension élastique, des brancards, ont été successivement mis en travail.

On sait qu'ils peuvent se résumer en quatre systèmes principaux :

1o Système à ressorts à boudins pinces de Hambourg (Léon Le Fort) ;

2o Système à ressorts plats (Gründ) ;

3o Système à cordes et à matéreaux de bois (Zawodowsky et colonel Bry) ;

4o Système mixte à ressorts à double spirale et cordes d'amarrage du docteur Redard.

Les pinces de Hambourg, dites aussi pinces du diable, *Teufelsklaue*, sont adoptées en Allemagne, le Bry en France, le Zawodowsky en Russie.

Après essai de ces divers moyens d'élasticité dont les points faibles, sont la fatigue des ressorts à boudin, l'encombrement et l'usure des cordes, les oscillations longitudinales et latérales, la possibilité d'une chute, la Commission de l'Ouest en est venue à cette conclusion, que l'élasticité devait être demandée aux *ressorts de la voiture elle-même*.

*
* *

En l'état, les wagons de marchandises (grande vitesse) dont la portée est de 5 à 6 tonnes, ont des ressorts de 14 feuilles, qui ne fléchissent sous une tonne (poids moyen du matériel et des malades) que de 38 millimètres. C'est presque une charrette non suspendue sur essieu.

Les ressorts du nouveau train sont de 10 feuilles, fléchissent de 90 millimètres, et on pourrait encore aller au-delà, croyons-nous. Trois heures suffisent pour la substitution de suspension.

Il n'est qu'équitable d'avouer que les Allemands ont quelques droits directs à la priorité de l'idée.

Depuis plusieurs années, ils enlèvent 3 feuilles sur 8 aux ressorts de leurs wagons de marchandises pour en former des trains sanitaires d'improvisation ; le temps de pose est à peu près le même que le nôtre.

Voilà pour les trépidations de verticalité.

Quant aux oscillations latérales et surtout longitudinales, elles paraissent avoir été sensiblement diminuées, voici comme :

Les deux couchettes de blessés, superposées, reposent sur quatre solides montants en bois, de 1 m 95 de hauteur, reliés en carré long « en cadre » par de fortes traverses. Ces montants mettent leurs pieds dans des sabots de fonte fixés au plancher par 3 vis solides ; le fond du sabot dans lequel le montant vient se chausser est garni de rondelles de moquette pour atténuer mieux encore la trépidation. De fait, la couchette, reposant par ses deux extrémités sur deux barres de fer transversales, ne peut subir aucun des balancements d'escarpolette auxquels sont sujets, malgré l'arrimage le plus soigneux, les systèmes à ressorts et à cordes — dans le brancard supérieur surtout.

Il peut se produire tout au plus quelques déplacements de latéralité provenant d'une différence de 6 centimètres entre la largeur de la barre d'appui et celle de la couchette. Nous l'avons fait observer. On a répondu que le poids de l'homme suffisait à l'immobilisation, ce qui est peut-être controversable dans les courbes à petit rayon, quelque atténuation qu'on apporte à la vitesse.

*
* *

Les quatre cadres placés aux quatre angles du wagon dans le sens de la longueur, mais *indépendants de la paroi*, ce qui est judicieux, portent chacun 2 couchettes superposées — soit 8 blessés par voiture — avec espacement d'un mètre en hauteur entre les 2 couchettes et allée médiane de 1m,50.

La ventilation est assurée par les deux portes des extrémités du wagon, par deux fenêtres latérales de 0m,60 sur 0m,40, enfin par le lanterneau en saillie de toiture long de 1m,60 sur 0m,90 de large, 0m,50 de hauteur et la trappe de plancher (carré de 30 centimètres de côté) servant d'exutoire, mais pouvant faire ventouse, si besoin était.

En ajoutant deux filets de plafond pour les effets, des plaques mobiles de tôle avec garde-fous (communication de wagon à wagon) se refoulant sur eux-mêmes en cas de choc et suivant le mouvement du tampon, on a l'œuvre complète et remarquée de la Compagnie de l'Ouest.

Voyons l'aménagement hospitalier par l'ex-septième Directeur.

Le couchage est le matelas de laine avec draps et couverture de laine grise; sur le lit vêtements d'hôpital, pantoufles ; sur le support en bois, pot à tisane, verre, crachoir. A contre-quai, balais, vase à charbon, vase à clapet, urinoir portatif, une manne en osier pour les écuelles. C'est un peu encombré ; avec le poêle et ses accessoires, les blessés, les infirmiers et le passage du médecin ou du comptable, cela le serait beaucoup.

On pourrait supprimer sans dommage les huit planchettes de billets d'hôpital (la plaque d'identité, la fiche de diagnostic et la feuille d'évacuation semblant suffire), de même un thermomètre sur les deux par wagon et des écuelles. Le plus de cube d'air, le moins d'encombrement et d'objets en double emploi ou sans emploi, le moins de thermicité possible aux mois d'été, mois habituels de bataille, nous semblent indiqués.

Il y a dans le train un wagon-dépense, un wagon-cuisine avec fruiterie, épicerie, liqueurs, vins en bouteilles et des fourneaux qu'envieraient beaucoup de nos hôpitaux militaires, un wagon (lingerie, arsenal, chirurgical et surtout pharmacie, qui nous paraît armée de pied en cap avec 139 articles dont bien des choses, de l'eau de laurier-cerise, du fer réduit, des éponges à la ficelle, un pilulier de 25 cannelures, etc.), un wagon de médecins, un wagon d'infirmiers, un wagon pour le linge sale.

Cela fait six voitures annexes, quelque peu beaucoup.

Le quart du train entier.

*
* *

Il nous paraît qu'un wagon—dépense—cuisine—tisannerie, un wagon-linge, quelques flacons, arsenal et un lit de médecin avec son sommier et ses jolis rideaux gris, suffiraient. Il ne faut pas perdre de vue qu'à 40 kilomètres à l'heure les plus longs parcours n'excéderont guère douze à quinze heures avec arrêts toutes les dix lieues en des gares soigneusement munies par la *Commandature d'étapes* de buffets, d'infirmeries et de haltes-repas, où l'on pourra se ravitailler facilement, faire même des commandes par coup de télégraphe.

En pratique de guerre, pour ces blessés et malades couchés, donc graves, il y aura toujours plus à faire boire qu'à faire manger; de la tisane et du bouillon sont un menu insuffisant pour les gens du monde, mais bien à l'usage des fébricitants. Cette réduction d'annexes laisserait quatre wagons disponibles pour les malades, soit 32 blessés couchés à transporter en plus.

Et il n'y a pas à se faire d'illusion avec les armées de millions d'hommes, c'est le plus large transport possible qu'il faut viser.

Il y aura toujours beaucoup de blessés pour peu de voitures. Puis le confortable, tel qu'il existe, en couchage, en douceurs de cuisine et de pharmacie, rendrait affreusement jaloux des infirmiers les médecins militaires qui, à cheval avec leur troupe, en pluie, en soleil et au feu, déjeuneraient souvent, quand ils déjeuneraient, d'une tranche de saucisson ou d'une tablette de chocolat.

Part faite de cette observation de réserver (pour notre bonne renommée même) tout le confortable à notre enfant le blessé, ce train fait honneur à l'initiative française.

Il coûte environ 74,000 fr. d'aménagement à la Guerre, frais de magasinage et de remise en service compris, soit à peu près 3,000 fr. par wagon.

*
* *

Les Compagnies voisines vont créer leurs trains à leur tour, (en tout 10 trains mi-permanents, décision du 9 mars 1884), et sous peu il y aura quelque émulation féconde en variantes et en perfectionnements.

Nous formulons le vœu qu'au prochain essai, on substitue aux soldats-figurants du 74ᵉ une vingtaine de blessés et malades *vrais*. Les fractures de l'avant-bras, du bras, de la main, du pied, de la jambe (déjà en voie et solide appareil de consolidation), les diarrhées, fièvres intermittentes, bronchites (du consentement du malade du reste et après désignation de transportable par le médecin traitant), ne souffriraient pas dans les conditions de confortable parfait du train, d'un déplacement et changement d'air qu'on pourrait limiter à 10 ou 12 lieues et à deux heures.

Ces témoins seraient pris sur brancard dans leur lit du Val-de-Grâce, Gros-Caillou ou Saint-Martin, mis sur brancard dans la voiture d'ambulance, sortis sur brancard de la voiture et placés dans la couchette du wagon.

Ce serait un exercice professionnel excellent pour le personnel. Puis, en disséminant ces intéressés directs, 1 dans chaque wagon (pour empêcher tout concert d'impressions), on leur dirait d'écrire ou dicter leur opinion sur la trépidation, les oscillations, leur moment (dont on pourrait établir la concordance avec les courbes, la nature du sol et l'arrêt peut-être un peu vif des freins Westinghouse), le couchage, la chaleur, leurs desiderata et incommodités quelconques à leur vue.

Ce seraient les impressions de voyage, les *cahiers* de ces acteurs sur leur scène. On pourrait en déduire une moyenne sincère pas convenue, pas *grande manœuvre*, mais aussi intéressante, vécue, pratique et rapprochée du vrai que le comporte un exercice de guerre.

En temps de paix.

CHAPITRE V

LE DIRECTEUR DUJARDIN-BEAUMETZ

Changement du Directeur « Aptitude-Egalité ». — Sa relégation dans l'inspectorat. — Le nouveau Directeur Dujardin-Beaumetz et son entourage. — Une ère nouvelle. — Le Règlement sur le Service de santé en campagne du 25 août 1884. — Ce n'est pas une œuvre d'imagination. — Sa parenté par copie avec le Règlement prussien. — La Cavalerie et la Papeterie de nos ambulances. — Le Verband Packchen. — Les cours de perfectionnement pour les médecins militaires en Allemagne. — Bergmann contre Thomas.

Il vient de se passer à la 7e Direction de santé du Ministère de la guerre un fait sans précédent, le septième Directeur « Aptitude-Egalité » a fait mutation.

On l'a rendu à la vie inspectorale.

Jusqu'à présent, les Directeurs de santé demeuraient immortels, inamovibles et à l'abri des révolutions de Palais... Législatif.

Ils bénéficiaient d'une espèce de grâce d'état technique, d'une neutralité d'usage, comme d'un respect académique que les Ministres successifs se transmettaient avec le portefeuille, de tradition et presque de dogme.

Seuls, en un milieu particulièrement périssable, ils demeuraient debout — ou plutôt assis — par une sorte de convention tacite qui participait de causes multiples, de l'habitude, de l'oubli, de l'effacement et de la vertu mystérieuse du mot « spécialiste ».

Peut-être suspectait-on dans le tréfond qu'ils n'étaient pas toujours Directeurs parce qu'ils savaient. Mais ils semblaient savoir parce qu'ils étaient Directeurs.

Ils étaient *assurés* par la Science.

Une puissante accumulation de mesures discutables a seule pû détruire cette légende. Dans notre dernière étude trimestrielle, nous avons dit, entr'autres désorganisations, l'abolition du Concours, le seul filtre qui permît d'arrêter tous les nuls et la plupart des médiocres en ses mailles, même avec les pressions les plus fortes de protections, recommandations, de politique, de parenté et même de séductions plus fémininement périlleuses, — de tout ce qu'on appelle dans l'Armée où l'on en connaît la force de détente,— le *piston*.

Mais si l'art d'abolition est simple, et facile l'*aptitude* à démolir, cette virtuosité de ruines ne semble pas avoir été compensée chez les deux premiers Directeurs du service de santé (premiers en date) par des capacités égales de reconstruction. On objectera que leur vertu, maîtresse d'être modeste à vie, s'est opposée à l'épanouissement complet, au *plein* de tous les amendements, progrès et améliorations qui nous eussent réjoui — sans nous étonner — s'ils avaient pu se résoudre à rougir au moins une fois par trimestre d'une belle et bonne réforme.

C'est possible.

Il y a des qualités tenaces.

***

Nous n'avons pas cette perpétuité de relégation dans une modestie immobile qui, tout en forçant le respect, fait déplorablement le vide.

Aussi allons-nous dire notre sentiment sans réserves sur le *Règlement du service de santé en campagne du 25 août 1881*.

Ce Règlement fourmille, comme il doit, de la phraséologie «idoine» aux Bureaux et que beaucoup leur envient; « le médecin-chef voit, il examine, il s'assure, il s'informe, il constate, il se rend compte, il tient la main ». Style spécial qui, par une espèce d'induction, développe comme un courant de vertu dormitive en les livres qui se risquent à y contracter des emprunts.

Mais ce Règlement, on s'égarerait en le prenant pour une œuvre d'imagination.

Il est copié sur le Service sanitaire prussien.

Nous en ferons la preuve sous peu dans un *Aide-Mémoire* qui n'aura plus à solliciter de la 7e Direction elle-même le permis de lui découvrir ses points faibles et ses facultés de décalque.

Il paraîtra peut-être qu'en une disette d'idées propres on eût pu recourir à plus mauvais modèle ; l'Autriche et l'Italie en ont pensé ainsi, qui ont emprunté quelque peu à ce riche, mais encore fallait-il n'y rien superposer, s'en tenir au *fac simile* strict d'une expérience sanitaire mûrie par les guerres de 1861, 1866 et 1870.

On eût dû ne pas substituer au *Sanitäts Detachment* prussien, qu n'a que 12 voitures, notre encombrante ambulance no 1 divisionnaire d'infanterie qui occupe une longueur routière de 425 mètres avec ses 21 voitures et sa cavalerie de 33 mulets (1).

Nous ne déciderons pas jusqu'à quel point les moyens d'équitation et de remonte sont séants pour le blessé et s'il n'eût pas mieux valu mettre aux mains des conducteurs des objets de pansement au lieu d'objets de pansage et des brancards qui passent partout-par-dessus un petit mur, une barrière, une haie, un fossé, tous obstacles possibles d'un Champ de bataille étendu et devant lesquels le mulet s'abat, fait des défenses périlleuses ou refuse.

Le brancard ne connait pas de ces forts d'arrêt, et ce qui est d'une inappréciable garantie en l'état de faiblesse et de prostration de notre cher pupille, le blessé ; il ne *désarçonne pas*.

∴

En revanche, si la 7e Direction a voulu se marquer à elle-même quelque suprématie en recevant à correction le Règlement prussien et en le complétant, elle en a retranché aussi quelque chose et fait des coupures, par habitude sans doute des ciseaux.

Le dommageable est que ses retranchements ne paraitront peut-être pas de jugement plus sain que ses additions. Elle a « rayé du Tableau » le médecin consultant civil attaché au quartier-général de chaque Corps d'armée.

---

(1) 20 pour cacolets, 10 pour litières, 1 avec caisses d'outils, 2 haut le pied.

Le *Sanitäts Detachment* comprend : *Personnel :* 7 médecins, 1 pharmacien, 8 aides de lazareth, sous-officiers de santé de carrière, 8 infirmiers, 176 brancardiers.

Matériel : 8 voitures d'ambulance à 2 chevaux, 2 voitures médicales, 2 fourgons de matériel, 50 brancards. — Ni mulets, ni cacolets, ni litières (*Règlement allemand du 23 mai 1887 sur le Service des armées en campagne*, p. 139).

Comme on sait, au début et pour la durée de la guerre, l'empereur Guillaume affecte à l'Etat-major du Corps d'armée, avec le grade de médecin-général, une personnalité scientifique de haute notoriété dont les conseils et le diagnostic ne sont pas sans influence de soutien moral pour tous et de cure exacte pour quelques-uns.

La Direction qui comme on l'a dit « a cessé de plaire » a vraisemblablement été pour quelque chose dans cette oubliette — aussi dans l'insertion au Projet de Loi organique militaire, titre IV, d'un article 275 revêtu sans doute de l'endos légal du ministre, mais paraissant signé par un renversement de formule : *Pour le Directeur et par son ordre.*

Cet article 275 séquestre pour toute leur carrière dans les grades disproportionnels de lieutenant et de capitaine, les professeurs titulaires et agrégés de nos Facultés, notre plus brillant état-major scientifique, tandis qu'il réserve la Commandature clinique, le rôle de classes dirigeantes, les hautes fonctions de panache et *d'émargement,* à certains inspecteurs qui ont dédaigné sans doute d'être professeurs de Faculté.

En notre vie de dévouement, il ne messied pas d'éprouver plus d'amour pour la Science que pour les beaux yeux de sa cassette

On semble (et c'est là le condamnable) s'être beaucoup plus préoccupé de soi que du blessé.

On parait avoir redouté la gêne de diagnostic, le haut contrôle clinique, l'expérience des Maîtres, toutes choses qu'une Direction sûre de son savoir eût accueillies avec joie, mais que la nôtre repoussa pour des raisons sans doute de trop plein.

En sorte que si nous avons aujourd'hui, par le fait de Directions et de Commissions un peu éprises d'elles-mêmes, moins d'éléments de diagnostic et de cure que nos voisins de l'Est, nous possédons en revanche plus d'impedimenta de route, plus de cacolets, de litières, de mulets, d'embarras de voitures.

Surtout de voitures d'administration, au chargement de 1,200 kilos comprenant, au milieu de 30 mains de papier (papier à états, papier à lettres, papier à enveloppes, papier blanc ordinaire), un véritable *complet de bureau* : 4 bouteilles de carmin, 4 de sandaraque, 8 bâtons de cire, 4 morceaux de colle à bouche, 100 grammes de pains à cacheter et 4 grimaces (?) de pains à cacheter.

On se croirait au Ministère.

* * *

Il est vrai que si nous prenons leur Règlement, les Allemands nous rendent à copiste copiste et demi.

Bergmann et après lui le Ministre de la guerre de Prusse, que l'on ne rêvait pas si plagiaires, se sont donné licence (en contrefacteurs endurcis) de calquer la solution antiseptique et ce que le BULLETIN MILITAIRE OFFICIEL (1) appelle avec une pieuse complaisance « les procédés de M. le pharmacien Thomas ».

Il y manque bien la « gomme du Sénégal lavée, 10 grammes », mais c'est fait exprès.

Cela ne saurait égarer la justice.

Il y a flagrant délit.

Vous m'objecterez que Bergmann a publié sa formule il y a des années, que le *Kriegs sanitæts ordnung* l'a adoptée en mai 1886, que la nôtre, même avec la gomme du Sénégal lavée et ses procédés tout neufs, n'est que de novembre 1886, c'est-à-dire puinée de six mois.

Que par conséquent j'ai dû intervertir l'ordre des facteurs et faire quelque détestable confusion.

C'est bien possible.

Et je le crains d'autant plus qu'une décision ministérielle de 1887 vient de réglementer en Allemagne un nouveau progrès, le paquet de pansement du soldat (*Verbandpackchen*), paquet qui sert aussi de réserve de pansement très pratique, en l'approvisionnement du poste de secours du détachement sanitaire et du *feld lazareth*, qu'on a inauguré à Berlin, à Breslau — et en notre Strasbourg — des *Cours de perfectionnement* pour les médecins militaires où les découvertes récentes de la Chirurgie de guerre sont l'objet d'une étude spéciale.

---

(1) Qu'on nous permette de relever dans ce BULLETIN, *partie supplémentaire*, 1887, 1er semestre, le comble de l'erratum.

On lit à la fois aux numéros 87 et 121 la relation d'une distribution de prix du 9 février, à deux médecins militaires. Il est évident qu'on ne s'est pas rappelé au no 121 qu'on avait déjà imprimé cela au no 87. C'est le *Palmarès* en double expédition — involontaire et aux frais du contribuable.

Toute marche en avant que nous suivrons de loin avec des retards divers.

Comme à la remorque.

Je pensais avec un vif plaisir de revanche, je l'avoue, avoir pris la Direction sanitaire allemande, plus immodeste que la nôtre, la main dans le sac de nos brevets d'invention antiseptiques.

Il est dur d'y renoncer.

CHAPITRE VI

LES INSPECTIONS MÉDICALES DU CORPS DE SANTÉ MILITAIRE

L'abus des mutations. — L'appel en consultation de Progrès des médecins militaires — Redites annuelles des instructions pour l'Inspection dans le « Bulletin militaire officiel » — Frais inutiles de réimpression. — « Les Inspections médicales, ce qu'elles sont, ce qu'elles devraient être » dans la France militaire du 5 juin 1884. — Les diversités de cotes. — L'Inspecteur à vues instantanées. — Bien savoir est l'essentiel. — Les Inspections passées en 1887 comme en 1884. — Comme toujours.

—

A vrai dire, les dépenses, même du Ministère de la Guerre, sont aujourd'hui quelquefois discutées, et il n'est pas impossible qu'il ait été refusé quelque chose à l'hygiène des hommes au nom de l'hygiène du Budget.

Cependant, sur ce point spécial et peut-être unique, les Commissions font montre d'une élasticité bienveillante.

Il serait plus que parfaitement commode de mettre au compte de difficultés budgétaires des difficultés d'un autre ordre, plus personnelles d'initiative et de concept.

Le dernier « roi en exil » de la 7e Direction (et en exil à Paris, ce qui est suffisamment doux et lénitif) dépensait peut-être un peu trop exclusivement son activité — à ce qu'il apparaissait en les journaux militaires — à faire des mutations.

Sans doute, c'est œuvre d'initiative après tout intellectuelle, que d'envoyer à Quimper quelqu'un qui est à Carpentras, et une bonne mutation n'est pas ce qu'un vain peuple pense.

Plusieurs mutations constituent ce qu'on appelle dans les Bureaux « le Travail ».

On dit « le Travail n'est pas terminé, le Travail est à la signature, le Travail va paraître ».

C'est une succession régulière d'efforts.

Et il n'est pas donné à toutes les mains de signer les lettres de service d'un paraphe à la fois majestueux, uniforme et rapide.

Cela, il faut le concéder.

Mais il est désirable que ce ne soient pas en somme les seules réformes — princeps perpétrées en plusieurs années d'émargement.

Le nouveau Directeur de santé Dujardin-Beaumetz paraît devoir se placer sans fatigue incomparablement au-dessus de ses deux prédécesseurs. Il a déjà fait quelque chose — peut être un peu par suggestion.

Il a fait un pharmacien inspecteur.

Certes l'Armée n'avait peut-être pas un de ces besoins qui rendent précieuse la venue d'un pharmacien, — même inspecteur, — mais enfin la loi d'Administration du 16 mars 1882 prévoit formellement ce grade. La nomination était due, attendue et demeure correcte ; elle va accélérer l'avancement quelque peu ralenti dans cette arme.

Cependant, il y a plus haut à voir, et notre ancien camarade de promotion du Val-de-Grâce, qui a bien fait en toute circonstance, en 1870 et au Tonkin, est de taille à prendre le contact des difficultés. Nous l'attendrons à l'œuvre avec cette indépendance droite et impartiale qui ne s'inspire que du progrès et d'une vendetta de toute notre vie déclarée à l'injustice, à la routine, au favoritisme et aux abus.

Il y a lieu de bien espérer de lui.

*
* *

Les Médecins militaires constituent un Corps d'élite de niveau scientifique élevé, de niveau moyen le plus haut peut-être de l'Armée par suite de leur unité d'origine.

Ils ne sont nullement justiciables des erreurs commises à leur tête et en leur nom ; ils n'y sont pour quoi que ce soit.

Rien ne serait plus fécond au contraire que de les consulter et de mettre au Concours — en même temps que les oreillons — des projets de réorganisation et de progrès (fontionnement en temps de paix et en campagne, matériel, économies budgétaires (1) en

(1) La suppression récente de la *prime de travail* est dans cet esprit. Mais il s'impose une économie plus logique encore. L'article

lesquelles il faut prévenir le corps de contrôle, simplification des paperasses et « écritures », etc.).

Nous nous portons fort que cette consultation serait fructueuse en étonnements, et s'il nous était arrivé d'atteindre autrement qu'en rêve à ces sommets qu'on appelle la Direction, nous n'eussions pas eu d'autre méthode.

Il est légitime de compter sur un entourage ami, choisi, sélecté, mais il ne faut pas oublier que *Tout le monde* a plus d'esprit que Voltaire et même que les entourages.

On trouverait de plus en ce mode, outre l'émulation créée, une source de diagnostics sûrs, de jauges et de pesées exactes, des individualités progressistes.

Comme une pépinière, d'où le Directeur — le De Moltke pour ainsi dire de cet état-major d'avenir — appellerait auprès de lui les plus marquants, d'entre les bien doués. Ce serait une révélation de collaborateurs d'art qu'on laisse s'oxyder dans le métier.

Aujourd'hui, que de meilleurs jours luisent et que, dit-on, les études de M. Léon Le Fort et même nos articles plus humbles ne sont pas absolument étrangers à l'aube nouvelle, il importe de laisser arrière les errements du passé et du Directeur passé.

Nous deviendrons oublieux et plus pitoyables de lui peut-être que ses flatteurs de la veille déjà changés d'autel et d'idole et dont, comme tous les déchus, il peut apprécier à cette heure la flexibilité vertébrale qualifiée naguère de discipline et décorée de militaire vertu.

Descendu inspecteur, il inspectera jusqu'au dernier jour de l'extrême limite d'âge avec un dévouement sur lequel fait élever des doutes, peut-être à tort, l'élévation de la solde.

Non pas que ce soit fonction facile d'inspecter, non plus que l'Instruction sur l'Inspection du Service de santé soit laconique.

Celle du 28 avril 1887 contient 58 pages du Bulletin officiel du Ministère de la Guerre avec 11 titres et 83 articles.

Après s'être ouvert par un majestueux *Objet de l'Inspection*, qu'on

---

50 du *Règlement sur le service de santé en campagne de* 1884 édicte que les infirmiers *feront ordinaire* devant l'ennemi ; actuellement chacun de ces 5,000 soldats coûte en alimentation (vivres d'hôpital) environ 50 centimes de plus par jour que le *combattant* d'infanterie.

Et l'on a créé, sans avoir l'air d'y prendre garde, cette anomalie irrationnelle d'hommes mieux nourris en garnison que sur le champ de bataille où les fatigues sont tout autres.

se rappelle vaguement avoir lu plusieurs années de suite, cette composition écrite, qui révèle un goût prononcé de répétitions annuelles, ne ménage ni les « il recherche, il s'enquiert, il porte « son attention, il appelle l'attention, il constate, il recommande, « il vérifie, il se fait rendre compte « après avoir recueilli les do- « cuments de tous genres qui ont servi à l'éclairer, il... etc., etc.»

Chaque année, à la même date, pour la bagatelle de 5 à 600 fr. de réimpression, ce papier inspecte tout avec une prolixité grave.

Mais l'Inspecteur, lui, est plus laconique.

Il faut en rabattre de ce style de *Bulletin* comme de tous les Bulletins, et de ce programme comme de tous les programmes.

Voici ce que nous en écrivions dans la France militaire en 1884 (1).

***

« Les Inspecteurs semblent préoccupés en général d'aller vite, « de voir le plus possible en voyant le moins possible, de brûler les « étapes pour retourner au nid des grandes villes.

« Pour les uns, ce qu'on pourrait appeler la variété « touriste », « c'est un voyage d'agrément; pour la plupart, c'est un voyage de « désagrément qui éloigne de la famille, des pantoufles habituelles, « des petits plats sucrés, qui substitue le lit d'hôtel et la chambre « de hasard au logis capitonné. Il se révèle chez beaucoup un désin- « téressement marqué du progrès..

« Au demeurant, ils ne sont là que pour quelques mois ; la « Parque de la limite d'âge les atteindra dans 2 ou 3 ans. Que leur « importe l'avenir, à eux qui ont les deux pieds dans le passé.

« Tous ont la plus grande diversité d'appréciations.

« L'Inspecteur X... tient pour qu'on porte beau : il lui faut être doré et pailleté comme un chasseur, briller comme un soleil et être un superbe homme ; il veut du lustre — sur le costume.

« L'Inspecteur Z... désire qu'on vienne au-devant de lui, qu'on se pose en cavalier servant d'hôtel, en officier d'ordonnance des plus attentifs — presque en médecin-des-logis.

« Pendant que l'Inspecteur Y..., au contraire, voit de travers ces

(1) France militaire, 1er, 5 et 8 juin 1884 : *Les Inspections médicales, ce qu'elles sont, ce qu'elles devraient être.*

empressements, croit qu'on veut capter sa confiance, surprendre sa religion et maléficier son vote.

Il a méfiance.

« Et, de tous, il nous paraît le plus près du vrai.

« Mais que de bigarrures et combien il y a mieux à faire que de prendre une moyenne des opinions d'autrui, de voir entre deux trains, de se faire porter à l'hôtel pour la signature les 22 registres d'hôpital et les 15 de régiment, de parapher bien vite, sans lire, ou en soulevant de gros lièvres pour une virgule oubliée,—en un mot de jouer la comédie de l'inspection et de changer un acte sérieux d'où dépend l'avenir d'un Corps et le salut des malades en une simple parade de trompe-l'œil.

« Ce mieux, nous allons essayer de l'indiquer.

***

« Et d'abord, pour faire une Inspection, il faut un Inspecteur.

« Ne faire arriver à ce grade, à ces fonctions délicates de *peseur public* de l'intelligence des autres, ni médiocres ni demi-ignorants, ennemis nés de tous ceux qui savent et généralement sceptiques par paresse d'apprendre.

« Il faut, pour ces hauteurs, un savant, un travailleur: on peut en trouver facilement 10 parmi les 1,200 médecins militaires.

« Et si tous les savants et les travailleurs n'y sont pas arrivés, comme Gama, Haspel, Boudin surtout, Cheuu, c'est qu'on a perdu de vue cet étiage de la qualité-maîtresse à exiger *le savoir*.

« On a fait des nominations que tout le monde déplorera (à voix basse) jusqu'à cette limite d'âge — où les héros seulement gradés et la considération uniquement disciplinaire — s'évanouissent.

« En effet, les notes inspectorales portent fastidieusement sur les qualités physiques, l'aspect, les règles administratives (pour lesquelles le dernier Guide alphabétique, un *Baugé*, peut tenir lieu de licence); puis, dans un petit coin – au bas bout — se cachent la valeur et les travaux scientifiques, mais, comme vous le devinez, au dernier plan, en mauvaise lumière, pour ainsi dire escamoté.

« Eh bien, cela, par-dessus tout, est indispensable et capital.

« Que si des Inspecteurs n'ont ni le savoir, ni l'aptitude, ni la validité pour creuser leurs subordonnés, on se prive de leurs services oisifs qui varient entre 38 et 45 ans, et on les remplace par de plus jeunes.

« Leur vue doit porter au-delà du brillant d'un dolman ou des virgules d'une correspondance ; il faut que tout candidat au choix soit d'abord et avant tout *bon médecin*, cela pour l'armée, les familles, le blessé.

« Constater l'acquis, le travail, l'ingéniosité et la perfectibilité individuelles, *savoir son affaire à fond*, seront toujours de première urgence. »

*
* *

Or il nous revient de divers correspondants, ennemis comme nous des malversations fonctionnelles, qu'au seuil de 1888 il en a été parfois et sur quelques points des neuf arrondissements comme en 1881 — une espèce d'inspection en vélocipède sceptique fatiguée — et, pour trancher le mot, paresseusement moulée, comme celle d'hier et de toujours, sous le rouleau compresseur de la routine.

Il importe au 7e Directeur, qui représente le Ministre — qui est le Chef de Santé, comme il est le Chef de l'Armée — de veiller à ce que ce déplacement de deux mois qui, avec des sinécures, un peu de remplissage et de figuration, est l'unique besogne de certains Inspecteurs Parisiens, donne un rendement de travail utile.

Aussi bien ils ont trop à voir, et quelques-uns se masquent complaisamment de ce trop à faire pour ne rien faire.

CHAPITRE VII

MOBILISATION SANITAIRE DU 17e CORPS D'ARMÉE. IMPORTANCE DU ROLE DE GUERRE DES MÉDECINS DE RÉSERVE ET DE L'ARMÉE TERRITORIALE

Effacement médical involontaire. — Les six hôpitaux de campagne aux bagages. — Promenade du matériel. — Pas d'exercices de brancardiers. — Nihilisme de manœuvres techniques. — Quelques mots d'hygiène du soldat mobilisé. — « Que de voitures ». — Tableau des cadres médicaux nécessaires pour la mobilisation des corps de troupe et Formations sanitaires de la prochaine Guerre. — Insuffisance tangible des effectifs. — Nécessité d'appels et de stages pour nos distingués confrères de la Réserve et de l'Armée territoriale.

—

La véritable Inspection appartient aux Médecins-Directeurs de Corps d'armée qui, seuls, ne voient pas leurs subordonnés en courant et sont en bonne posture de saisir les flagrants délits de capacité, d'insuffisance ou de médiocrité passable.

Le CONCOURS POUR LE GRADE, des Inspections inopinées voyant les choses sans fard en leur mise habituelle, tenant en haleine continue par leur permanence, avec obligation pour le Directeur (arrivé lui-même au Concours) d'essayer fréquemment ses subordonnés à la pierre de touche du savoir — voilà qui verra les fins de l'oisiveté, du mol scepticisme, de la courtisanerie, du népotisme.

Du CHOIX.

On y viendra.

Et il faut d'autant plus ne pas voir *pour rire* et comme « en corvée » le Personnel technique, que lors d'une mobilisation réelle il y aura des postes de tenue délicate et de *responsabilité* à confier en grand nombre (82 ambulances, 133 hôpitaux de campagne ou d'évacuation) (1).

*
* *

Nous devons à deux de nos honorables amis, le colonel Dally, du *Paris illustré*, et Charles Léser, de la *République française* et du *Gil Blas* qui ont suivi les opérations récentes du 17e Corps, quelques impressions de premier coup-d'œil sur la MOBILISATION SANITAIRE.

Les Formations sanitaires du Corps d'armée étaient au complet de guerre : 4 ambulances, dont 2 divisionnaires d'infanterie, une de quartier général (réserve), une de brigade de cavalerie, plus 6 hôpitaux de campagne attelés (les Règlements Français et Prussien disent 12 par Corps d'armée. 6 paraissent donc devoir demeurer en Réserve de remplacement).

Sauf en une manœuvre de brigade de la 33e Division, du côté de Mas-Stes Puelles, il n'a pas été constaté bien nettement de transport de blessés fictifs par brancardiers. Au combat de Villasavary (33e contre 34e Division), on n'a vu fonctionner dans l'attaque ni postes de secours, ni ambulances, ni rien de médical.

Mais ce qui paraîtra plus particulièrement regrettable, c'est qu'à la bataille de Montgaillard, où donnait le Corps d'armée entier, on n'ait en rien simulé le portage des blessés de la ligne de feu au poste de secours, de celui-ci à l'ambulance, de l'ambulance à l'hôpital de campagne : c'eût été, avec approximation suffisante et sans frais, l'image du réel.

Les hôpitaux de campagne, avec leurs attelages de réquisition, n'ont pas quitté le convoi ; ils se sont contentés de revenir sur roues, en simples charrois, de Carcassonne à Toulouse.

On eût pu mieux faire que ce roulage.

A la gare de Pexiora, l'aménagement improvisé d'un train sanitaire sans mise en marche a été tenté à quai.

---

(1) Il n'y aura plus l'ancien et commode parachute de l'Intendance : « Dès le commencement de l'action, tous les médecins de l'armée sont responsables, chacun en ce qui le concerne, de l'exécution du Service de santé ». (*Aide-Mémoire de l'Officier d'Etat-Major*, p. 121). Il ne faudrait pas trop s'attendre à voir le Commandement alléger cette responsabilité.

Cette expérience, quoique suivie avec intérêt par un assez grand nombre de médecins, d'officiers et d'intendants, n'a porté que sur 3 wagons, dont l'un, système Bry (6 blessés couchés sur un seul étage), et les deux autres — comme il arrivera souvent en presse de guerre — avec un simple lit et quelques botillons de paille pour élasticité (7 brancards, dont 1 dans la largeur).

*
* *

Au point de vue de l'Hygiène du soldat, les avant-postes étaient repliés à minuit, de sorte qu'il n'y a pas eu, à franchement parler, de nuit de bivouac. A l'arrivée à l'étape, les hommes ne quittaient pas toujours le brodequin pour la chaussure de repos réglementaire (souliers avec guêtres blanches).

Les soins de propreté individuelle semblaient aussi souffrir de l'unique sac à brosses, dévolu à une escouade de 15 à 20 hommes ; on se soignait, on s'astiquait moins, détail non mince, qui confine à trois grands objectifs de guerre la tenue, l'hygiène et la discipline.

Quelques Pyrénéens, en marche, mettaient leurs souliers sur le sac et trottaient en espadrilles ou même pieds nus, et ce n'étaient pas les moins ingambes.

Au retour, en présence des convois, trains et tous interminables charretages, le général Bréart aurait laissé échapper un : « Que de voitures ! » qui confirme, hélas ! ce que nous avons dit sur la trop-longueur de colonne routière des ambulances (425 m.; un bataillon 450 m.).

Enfin, la note sanitaire gaie a été donnée au quartier-général du Corps d'armée par l'aumônier israélite (capitaine de 2e classe monté), qui a refusé du haut de son cheval d'armes de se laisser passer au cou l'insigne de l'aumônerie terminé par une croix.

Et qui regimbait même au simple brassard à cause de la croix rouge.

Il a fini cependant par composer sur ce dernier point en marmottant quelques exorcismes sémitiques.

Ce regain de Moyen-Age a fait sourire.

*
* *

L'essai réussi de Mobilisation du 17e corps (qu'il n'a pas dépendu des médecins de rendre plus techniquement exact) a moutré cependant combien il serait utile d'appeler nos distingués confrères de la Réserve et de l'Armée territoriale à des stages pratiques, — hospitaliers et régimentaires.

On semble ne s'être pas fait à la 7e Direction passée de mode, une idée bien précise de l'urgence qu'il y aurait à préparer l'instruction de notre puissante Réserve technique autrement que par des récitations du *littéral* du Règlement (1) comme des récitations de « théories » demandées aux jeunes médecins auxiliaires.

Nous allons rendre tangible par quelques chiffres et l'insuffisance numérique des docteurs du cadre actif et l'importance de fonctionnement, le premier rôle pour ainsi dire que cette insuffisance même délègue à nos distingués confrères de la Réserve et de l'Armée territoriale.

Les Corps de troupe ou formations sanitaires des 19 Corps d'armée nécessiteront à la prochaine mobilisation de Guerre :

1o CORPS DE TROUPES ET DIRECTIONS.

	Médecins du cadre.
Pour 172 régiments (ligne, zouaves, turcos, légion), à 2 médecins..................	314
30 bataillons de chasseurs, 3 d'Afrique, 82 régiments de cavalerie, à 1 médecin............	115
Groupes de batteries d'artillerie, à 5 médecins par corps d'armée........................	95
19 bataillons du génie, 16 bataillons d'artille-	

(1) D'autant que ce *Règlement sur le service de santé en campagne* a subi de fortes pertes de substance en 1886-87 et perdu de son infaillibilité de cathéchisme par des additions, soustractions et surtout multiplications de notes ministérielles grossissant les gros volumes du BULLETIN MILITAIRE OFFICIEL, partie réglementaire, supplémentaire ou complémentaire.

(Modifications du sac d'ambulance, du certificat d'origine de blessures, iodoforme, pinces de Péan, charpie antiseptique à papier *bleu*, boriquée *blanc*, phéniquée *rouge*, bichlorurée, qu'on a belliqueusement vêtue de couleurs nationales, etc., etc.).

rie de forteresse, 19 escadrons du train, à un médecin........ 51

5 médecins Directeurs d'armée, 19 de corps d'armée, 19 médecins directeurs généraux d'étapes, 10 médecins directeurs de forteresse ou de grandes garnisons (Paris, Lyon, etc.).... . 53

2o Formations sanitaires.

Personnel de 57 ambulances d'infanterie ou de quartier général à 4 médecins du cadre..... 228

19 ambulances de brigade de cavalerie à 2 médecins...................................... 38

6 ambulances de division de cavalerie indépendante à 4 médecins du cadre............... 24

Personnel de 114 hôpitaux de campagne (6 par Corps d'armée) à 2 médecins............... 228

19 hôpitaux d'évacuation (1 par Corps d'armée) (1) à 2 médecins du cadre. 38

1.217

Il y a actuellement au Tonkin 66 médecins militaires ; en Algérie 89, en Tunisie 22 — au total 177.

Comme on voit, les formations ci-dessus et le service colonial exigent réglementairement un total de 1,394 médecins du cadre.

Or, il n'en existe que 1,205 (*Annuaire Rozier* de 1887).

C'est dire que, même en ne supposant aucun déchet parmi quelques médecins demi-valétudinaires ou arrivés près de la limite d'âge, en admettant qu'on puisse dégarnir de moitié, ce qui présenterait des difficultés, l'Algérie, la Tunisie et surtout le Tonkin, il restera à pourvoir, à l'aide des médecins de Réserve et Territoriaux (outre environ 1500 places dans les régiments et formations sanitaires ci-dessus), à la totalité des Directions de Corps d'armée, service hospitalier et régimentaire du territoire, petits dépôts de l'armée active, recrutement, lignes et gîtes d'étapes.

En plus, aux Corps de troupe et formations sanitaires des 8 ou 9 Corps d'armée territoriaux qui iront renforcer au plus vite sur la frontière les 665,000 hommes ci-dessus correspondant aux effectifs des 19 Corps d'armée.

(1) Au-dessous du réel, il y aura quelquefois 1 hôpital d'évacuation sur voie ferrée, un autre sur canaux ou routes.

Nous n'insistons pas.

Il découle de ce Synoptique qu'il faut augmenter les cadres actifs du Corps de santé qu'on laisse stationnaires, tout en grossissant chaque jour le nombre des régiments (1).

Puis qu'il serait bon d'appeler nos confrères de tous grades à des *stages pratiques* (2) qu'on semble dispenser moins parcimonieusement à des officiers d'administration et intendants, dont le rôle (souvent effacé par l'officier d'approvisionnement) sera de pratique restreinte en vraie guerre où les fours roulants et toute la boulangerie ambulatoire ne joueront qu'un rôle d'allongement et d'alourdissement des colonnes.

Le Budget peut effectuer des économies sur ces chapitres.

Il ne le doit pas sur le Chapitre de la vie du soldat.

---

(1) A l'heure actuelle, l'armée allemande compte 1,777 médecins présents au lieu de nos 1,205, soit 572 en plus.

(2) La nécessité de stages pratiques et l'importance du rôle de nos dévoués camarades de la Réserve et de l'Armée territoriale vont s'augmenter de la prolongation du service militaire à 45 ans.

Ce sera 5 classes ou 600,000 hommes environ qu'il faudra encadrer de Formations sanitaires nouvelles.

CHAPITRE VIII

LES TABLEAUX D'AVANCEMENT

Classement par les généraux en général discutable. — L'avancement des « Pays chauds » ou au long-cours. — Nécessité d'un tour d'embarquement colonial et d'une tour de debarquement à Paris. — L'avancement « d'office ». — Prédominance de l'Accessoire. — La Science d'Economat prend le pas sur le savoir clinique. — Le Concours est le seul avancement sur mesure intellectuelle. — 600 médecins militaires n'ont pour faire « action d'éclat scientifique » qu'un Concours d'agrégation tous les 5 ans.

Janvier est dénommé le mois des *Tableaux d'avancement*—parce qu'ils sont toujours promis pour Décembre.

Nous allons dire quelques mots de ces avancements quelque peu divers.

A l'heure actuelle, les Commandants de corps d'armée et leurs deux divisionnaires, presque tous de l'arme de l'infanterie, classent les médecins comme les pharmaciens, les ingénieurs, les intendants, les officiers d'administration-comme tout le monde.

Cela suppose une variété de connaissances qui n'est pas vulgaire et dont on n'a peut-être pas assez vérifié la possession encyclopédique.

Sans doute on ne prête qu'aux riches et,à peine emménagés au Corps d'armée ou à la Division, nos généraux d'infanterie n'ont d'autre hâte que de piocher le Dictionnaire de Nysten; mais cet effort, même à se rendre idoines fiévreusement, implique quelque insuffisance.

J'ai, en personne, été « métré » à cette toise simili-technique par le Commandant d'un de nos corps d'armée du Midi dont on ne peut apprécier ici la compétence en fait de génie de vivres-viandes ou de pharmacie, mais qu'il m'est bien permis de retenir pour la Médecine.

Il ne m'en voudra pas, sa notoriété étant grande par ailleurs, si j'affirme qu'il fallait fortement le saisir pour le retenir par là.

Certes le médecin Directeur l'assiste; il y a aussi les notes du Médecin Inspecteur, un dossier, des rouleaux de notes d'inspections antérieures; mais tous ces papiers ne me rassurent qu'à demi contre la prépotence d'un général tenace en ses desseins.

Qui n'a rencontré au bon vieux temps un Intendant inspecteur, melliflu comme tous et exhubérant de ceinture, comme la plupart, objecter : « Certes, je ne suis pas médecin, mais je pense que... » Voilà le diable, c'est qu'il pensait que...

Et il ne faisait pas bon penser autre chose.

Un certain nombre de lettres amies nous affirment qu'en fait d'avancement, quelques médecins Directeurs de corps d'armée n'osent guère penser autre chose.

En sorte qu'on est classé un peu moins parce qu'on connaît sa pathologie que parce qu'on connaît des généraux (1).

.·.

En dehors de ces appréciations trop « générales » et un peu flottantes, il y a l'avancement *des Pays chauds*.

On remarque qu'arrivés à des moments psychologiques fort connus où ils peuvent être proposés fructueusement, certains médecins sollicitent leur nomination aux Pays chauds avec un enthousiasme — tout à fait exempt d'étourderie.

Je ne parle pas de quelques aventureux, et des meilleurs, qui sont uniquement séduits par la gloire, mais de ceux qu'on appelle de façon amusante, comme s'il y avait au bout de la carrière un bâton de maréchal ou la page d'airain de l'Histoire — les *ambitieux*.

---

(1) Le classement se fait par une Commission régionale (le général du Corps d'armée et ses divisionnaires), puis il est revisé par la Commission supérieure : généraux commandant les corps d'armée, général commandant le gouvernement de Paris et, depuis la décision récente du 19 octobre, généraux composant le Conseil supérieur de la Guerre.

Cela manque à première vue de médecins.

Certes, il y a quelque mérite en ces voyages au long-cours, et le nombre des morts, parmi lesquels le si regretté Zuber, montre qu'il y a du péril en la demeure ; mais, en 1870, il y avait également péril, et un ennemi tout aussi sauvage dans sa civilisation, et des médecins tués ou blessés et des luttes touchant de plus près au sein même de la Patrie.

Cependant, en dehors de Paris — où l'on décore toujours beaucoup et de bien des façons — on n'octroya que quelques croix clairsemées.

La 7e Direction craint peut-être de ne pas trouver de volontaires.

Qu'alors elle établisse un *tour*, ce tour justicier qui devrait exister pour la peine comme pour l'honneur — pour les colonies comme pour Paris — ce tour qui aurait pour avantage immédiat d'équilibrer les majors de première classe n'ayant jamais vu l'Afrique (il y en a) et leurs camarades qui ont « broussaillé le palmier-nain » huit ou dix années, pour avantage aussi de mettre un terme aux enthousiasmes à froid baissant dès le grade obtenu et aux vocations de classement.

Enfin, équité dernière, ce tour eût interdit au feu Directeur, qui eût dû se montrer d'autant plus ménager de sa vigueur qu'elle était d'une facilité banale, la relégation aux colonies, comme un simple récidiviste, de tel ou tel de nos camarades prévenu d'initiative (chose grave) d'avoir publié (chose plus grave) un bon livre (chose démesurément grave).

Certes, le Corps de santé militaire qui, au Tonkin comme en Crimée, a été le plus éprouvé des Corps d'officiers de toutes armes, a bien mérité de la Légion d'honneur — qu'il honore.

Et qu'on eut pû mettre en sa place sur bien des poitrines vaillantes, d'une main plus ouverte sans qu'elle devînt prodigue.

Mais, pour les grades, il surgit des doutes.

La chaleur contraint à une sieste physique — et peut-être même un peu intellectuelle en quelques cas ; la disette obligée des Facultés, des livres et des leçons des Maîtres, ne constituent qu'à la rigueur des preuves convaincantes de virtuosité clinique.

Puis on se demande ce qu'il faudrait réserver de distinctions et de brevets pour la prochaine guerre patriotique de l'Est — au cœur même — où les masses d'hommes, d'armes perfectionnées, d'artillerie, de périls pour tous par conséquent, seront tout autres.

Ce qu'on devrait réserver surtout à nos distingués confrères de la Réserve et de l'Armée territoriale qui courront mêmes dangers, pour ainsi dire intérimairement et sans bénéfices de carrière.

Cela exigerait presque des statues.

Et, bien que nous vivions à un âge de bronze qui s'en montre spécialement fécond, on n'ira pas jusque-là.

On n'oserait.

*
* *

Mais le troisième mode d'avancement paraîtra peut-être encore moins équitable — c'est l'avancement d'*Office*.

Pour celui-là, on fait campagne—en bourgeois— sur le boulevard Saint-Germain.

L'on est chauffé, éclairé, douilleté en un bureau ; l'assiette est solidement emboîtée dans un fauteuil — et ses accessoires.

On n'est pas tué, mais l'on se tue de travail.

Suicide qui a sur l'autre l'avantage d'être renouvelable.

Certes, ces messieurs rendent des services, en chambre, et la plupart d'excellents, mais pourquoi ne pas juger suffisants et rémunérateurs les avantages de cette stabilité plus que ministérielle, de cette situation dirigeante, qui n'a peut-être pas toujours eu les épreuves publiques et les labeurs justificatifs de sa pourpre ?

Faut-il encore, sans débat contradictoire, faire entrer au Tableau par la porte de l'office ces trois fois heureux dont le pupitre et la magistrature assise avec solde de Paris satisferaient nombre de camarades de province et autres lieux.

Nous n'insisterons pas sur ces modes un peu variés d'atteinte des grades—et des émoluments; mais, à travers des désignations judicieuses, il y a eu quelques abus, et nous ignorerons toujours le talent de société de nous dérober aux saintes causes de justice.

En résumé, c'est là trop de mesures de jauge.

Mais elles ne s'expliquent que trop bien.

Le général Boulanger, qui a eu ce grand mérite d'inaugurer à la Guerre l'ère des ministres travailleurs, n'est ici en cause que comme « endos » ; il n'a signé ces CHOIX, ainsi qu'on dit par euphémisme, que sur les compétence, foi et vertu techniques du Directeur précédemment en exercice.

Celui-ci même, auquel il n'a pas fallu de si gros bagage en *us* pour être nommé, s'est dit, sans doute par réminiscence, que quelques-uns de ces nommés — allégés comme lui d'œuvres encombranles — feraient « le métier » aussi bien que d'autres, mieux que d'autres; les hommes surchargés de science étant incapables de se mouvoir en campagne à pied ou à cheval, comme chacun sait.

*
* *

En fait, la responsabilité de ces tâtonnements multiples incombe aux retards continus de la *Loi sur l'Avancement*.

On s'égare, on perd de vue les points de direction, la boussole de l'intérêt supérieur du Pays, on semble moins chercher le bien public que les biens particuliers.

Le confus descend jusqu'à la notion de l'adaptation possible de n'importe qui à n'importe quoi, d'une élasticité imaginaire qui, si elle fait *avancer* les hommes, fait *reculer* les fonctions.

L'accessoire enjambe la place du tout; on méconnaît ce principe que le médecin — surtout élevé en grade — doit être bon médecin d'abord, — ce qui n'est pas si vulgaire ; — qu'on lui demande le salut d'abord, la guérison d'abord, la vie d'abord.

Les comptabilités ensuite.

Et cependant jamais respectabilité, considération publique, obédience, ne seront plus faciles que quand le prestige de diamant de la science viendra rehausser le prestige d'or du galon ; de toutes les supériorités celle du mérite, — encore que subie, — est la mieux acceptée.

Ce n'est que lentement, — comme toujours,— qu'on arrivera à une justice relative par le Concours aussi pratique, clinique, solide, varié et prolongé que l'on voudra. Il ne saurait l'être trop.

Le choix est, pour ainsi parler, l'avancement confectionné ; il habille tout le monde et mal.

Le concours, c'est l'avancement *sur mesure*.

A l'heure actuelle, il ne reste plus debout qu'un pauvre concours quinquennal pour l'agrégation au Val-de-Grâce.

Ce n'est que par cette petite porte dérobée aux démolitions que peuvent issir, à intervalles éloignés, le mérite et les capacités qui rêvent le « hors de pair. »

Ceci nous amène à parler de l'Ecole d'application du Val-de-Grâce, à laquelle on vient de faire les applications et amputations suivantes.

CHAPITRE IX

6ᵉ RÉORGANISATION DE L'ÉCOLE D'APPLICATION DU VAL-DE-GRACE

Un cours d'Economat sous le titre décoratif de « Législation et Administration militaire ». — Le Professorat-Baugé de décisions, notes, instructions, etc. — Une Science qui marche trop. — Le vieux « Val » d'il y a 20 ans. — Michel Lévy et ses diminutifs. — La légendaire Aptitude a cessé de plaire. — Les médecins brevetés. — Un Concours public avec classement public donnant droit public à l'Avancement est le mieux à l'épreuve des capitulations individuelles.

L'École du Val-de-Grâce, 5 fois réorganisée depuis trente sept ans, vient de subir, par décret du 22 novembre, une sixième réorganisation.

On a supprimé d'un trait de plume les deux chaires de Clinique et conjoint celle d'Anatomie topographique à la Médecine opératoire par un mariage de raison.

Mais, comme compensation à ces retranchements, on a créé un cours de *Législation et d'Administration militaires.*

Ce qui sonne bien comme titre.

Le mot redondant de *Législation* est fait pour plaire — quoi qu'on die.

Au total et en creusant, il n'y a sous cette « *particule* » et cette vedette à panache que la seule loi du 16 mars 1882, déjà fort entamée — avec un sous-bois touffu de notes, décisions et articles de Règlement, eux aussi amendés, diminués, grossis, recousus. Cela trop souvent dans le même trimestre.

Rien n'est plus périssable.

Je sais bien que les Intendants Vauchelle, Delaperrière et autres, qui sont de grands clercs, ont fait de gros volumes de Législation et qu'on professe cette Législation *in-quarto* à l'Ecole de Vincennes; mais on peut leur laisser enfler leur sujet et le grandir jusqu'à l'épique.

Cela ne prend la place de rien.

Chez nous, médecins, cela prend les places réservées aux deux pathologies, à l'hygiène, aux diagnostics différentiels, à l'ophthalmoscope, au microscope, à tant de connaissances diverses dont on est rarement obéré.

Au Val-de-Grâce, outre les ratures obligées de cet enseignement législatif qui ne sera peut-être plus vrai en fin d'année pour beaucoup de détails, il nous paraît qu'on faisait suffisamment avec un agrégé et des notions de gros.

Il est ardu de professer une décision ministérielle : on la lit, et le résumé alphabétique d'un *Baugé,* d'un Manuel bien condensé de 100 pages, sera plus enseignant, précis et expéditif en bien des occurrences.

Au réel, il n'y aura de surtout pratique en cette nouvelle classe que le service des Ambulances et Hôpitaux de guerre, qui précisément ne se dénomment pas si nobiliairement : *Législation et Administration militaires.*

Médecins mes frères, nous, dont les obscures actions d'éclat sont au lit du malade, nous n'aurons jamais à grossir notre bagage « pour la montre », mais à ne pas laisser de colis en route.

* * *

Sans doute, le vieux Val-de-Grâce d'il y a vingt ans laissait des souvenirs hilares.

Michel Lévy, qui montrait quelque jalousie du sceptre, s'y entourait, non sans diplomatie, d'étoiles de seconde grandeur.

Il aimait les satellites — et de préférence les nébuleuses.

Aussi se rappelle-t-on, avec une gaieté sans mélange, un Cours d'épidémies des armées, fécond en lapsus, où le nombre des morts, par une multiplication étrange, dépassait quelquefois l'effectif.

Un Cours d'Anatomie dont le titulaire lyrique s'éprenait d'un enthousiasme continu et un peu pesant — même dans son effervescence — pour les *beaux* muscles, les *beaux* nerfs ; enfin une Clinique médicale, une clinique médicale surtout, où presque tous les malades graves comparaissaient deux fois devant nous, la seconde et dernière sous la forme de pièces anatomiques.

Les jeunes générations n'ont pas connu de ces temps joyeux.

Le Val-de-Grâce, depuis longues années, s'est modernisé : professeurs et agrégés ne sont plus de ce vieux style ; les cours y demeurent sérieux ; peut-être, quelquefois plus substantiels qu'oratoires et intéressants, ce qui serait cependant essentiel pour forcer l'attention en plein Paris d'auditeurs déjà diplômés de doctorat.

Mais, s'il y avait à débroussailler dans les programmes, c'était bien plutôt en l'enseignement de la Chimie et toxicologie appliquées à l'hygiène — et de ses précipités.

Le strict nécessaire en ces exercices incolores devrait ressortir d'un Cours d'hygiène militaire, comme nous l'avons vu pratiquer en 1881 à l'Ecole de médecine militaire anglaise de Netley.

Le docteur de Chaumont, sans l'assistance d'aucun aide de la partie pharmaceutique, y professait les essais d'eaux, de farine et des quelques substances alimentaires que l'on a rarement, mais que l'on peut avoir à faire à la rigueur en campagne.

∴

De cette diminution d'une grande Ecole qui a eu ses heures dans le passé avec Broussais, Marchal de Calvi, Michel Lévy, pour ne parler que des morts, on ne peut préjuger rien avec certitude.

Toutefois, ces chaires dont 2 muettes, la troisième amoindrie, le Directeur Maurice Perrin, obligé non sans taquinerie à « prendre la garde » au Val-de-Grâce, la mort sans phrases de quelques professeurs ou agrégés de valeur, voire même la suppression de la solde des Ecoles, brochant sur le tout, ne nous paraissent pas de nature à créer des économies budgétaires sensibles.

Il y aura surtout économie d'émulation et de travail.

Déjà l'*Aptitude* conférée à tous comme un bombardement a mis à mal les vocations délicates et déconseillé l'étude.

Déjà 600 médecins militaires, parmi lesquels les mieux doués, ceux qui ont le tempérament de labeur, n'ont à portée de leur main intellectuelle que 8 ou 9 places d'agrégés, sans plus.

Hors de là, l'immersion dans la foule.

Ces jeunes vaillants, on semble leur dire entre les lignes d'être plus spécialement forts en législatif et en administratif, et que le travail, l'aiguisage quotidien, le mérite et la valeur cliniques, sont un bagage dont plus d'un Inspecteur a sû se passer.

On relève fâcheusement ces amoureux des genoux de l'Etude.

On tue chez eux le meilleur — la foi.

Et peu à peu, par des choix subis malencontreusement, l'accoutumance se fait à ces insinuations périlleuses que tous les docteurs opèrent, diagnostiquent, pronostiquent et guérissent également; que l'inertie et le travail ont des fruits égaux, sans réfléchir que l'extrême logique des égalités et des économies conduirait à remplacer les médecins eux-mêmes par des infirmiers de visite plus économiques encore.

* * *

Il est vrai que le concept de l'égalité des cerveaux, qui ne part vraisemblablement pas d'une cervelle supérieure, que la légendaire *Aptitude* en un mot, va sous peu disparaître.

Un journal qui passe pour avoir, de façon soutenue, l'oreille ministérielle, annonce qu'on étudie en haut lieu—vraisemblablement à l'entresol de la 7° Direction — la transformation de l'*Aptitude*. Et cela depuis deux ans.

C'est une révélation.

Il est exact que les études, et plus spécialement les études modestes, font peu de bruit.

Celle-ci n'en avait pas fait du tout.

Nous ne pouvons que féliciter le Directeur Dujardin-Beaumetz de pareille initiative — tout à fait sienne à ce que nous croyons, bien qu'on l'ait antidatée.

Tout vaudra mieux que l'aptitude de tout le monde.

Cependant nous avons telle sincérité de conscience que les demi-mesures ont difficulté à nous plaire. Un journal de médecine bien connu trouve qu'il suffirait de médecins brevetés, comme il y a des officiers brevetés d'état-major.

Mais le brevet ne comporte pas de classement par ordre de mérite, ou, s'il en comporte, appelons-le par son vrai nom.

C'est le Concours.

En ce cas, qu'il soit le tard bienvenu, mais s'il n'y a qu'un brevet sans classement — donnant droit imprescriptible aux grades— c'est une *aptitude*, une deuxième manière moins élastique, à mailles moins lâches, voilà tout.

Pourquoi, puisque sur 150 brevetés il y aura clairement un 1er et un 150e — et un abîme entre eux deux —, laisser cette possibilité de faire passer le 150e avant le 1er, au lieu de les faire avancer à leur rang de sélection naturelle et publique.

Tout le monde y trouverait son compte : le Pays, les familles, l'Armée, le Corps de santé, voire même ce frère obscur, le pauvre soldat malade.

Oh ! je sais bien; l'impossibilité de trouver un jury, de concourir à un certain âge, les mérites spéciaux qui ne peuvent être mis en lumière, à une épreuve, si peu qu'elle soit publique, la modestie qui trouve le grand jour aveuglant et qui se trouble et qui perd un latin qu'elle n'avait pas.

Il y a là tout un arsenal de sophismes qui n'est pas d'hier, — du vieux neuf.

Tout cela se trouve à point, pour que les fils héritent, sinon des talents, du moins des livrets de solde des pères.

Certes, même au Concours, une part de favoritisme est possible ; mais, en des limites étroites et surveillées, les épreuves devant tous seront toujours autrement limpides et à coefficient avouable que les classements à huis clos.

On a le respect humain — si on n'a l'honnêteté — du passe-droit.

CHAPITRE X

L'ÉCOLE DU SERVICE DE SANTÉ MILITAIRE

Effets d'outre-tombe de l'Aptitude. — Ceux qui ont escaladé les grades deviennent « crampons d'Annuaire ». — Les Facultés de médecine en coquetterie réglée avec la 7e Direction. — Bordeaux ou Lyon ? — M. Cavaignac et la médecine civile au rabais. — Désintéressement et dévouement, qualités-mères du Corps de santé. — Progrès réalisés par le Directeur Dujardin-Beaumetz. — Abaissement de la limite d'âge, meilleur recrutement des infirmiers, ordonnancement et approvisionnement techniques. — L'Unification des soldes.

Mais l'APTITUDE biffée après deux ans d'études — des plus secrètes — n'en aura pas moins grevé l'avenir de nombre d'*inaptitudes*.

Comme toutes les mesures de jugement faux, elle possède malheureusement une vitesse acquise et une portée posthume.

En premier lieu, les médiocres qui ont eu l'heur inespéré de passer *sous* les épreuves publiques s'agrègent avec joie des médiocres.

Ils s'en fortifient.

Puis on les voit se perpétuer jusqu'à l'extrême caducité en service et en solde. Ce sont eux dont on lit les noms dans les journaux militaires, suivis de totaux formidables : quarante-huit ans de service, huit mois, huit jours.

Il faut les boucler dans la retraite, et ils s'entêtent d'autant mieux à l'activité qu'elle est davantage inactive.

Ce Volontariat, qui consentirait pour un peu à être éternel, nuit à l'avancement des meilleurs.

***

Aussi, le docteur Dujardin-Baumetz vient-il avec raison de

faire ramener la limite d'âge des majors de 1re classe à cinquante-six ans et des principaux de 2e classe à cinquante-huit ans. (Décision présidentielle du 11 novembre 1887.)

Il est judicieux d'avoir coupé court à ces dévouements de « dénouements de carrière », mais ce n'est peut-être pas assez.

Il faut rajeunir de plus haut.

Un directeur peut tout en médiocre, comme l'ont montré les directions précédentes ; il peut tout aussi en bien.

Les inspecteurs et principaux de 1re classe (il y en a un petit nombre) arrivés au seul concours en chambre ou en antichambre du choix qu'on n'a vu imprimés leur vie durant que dans l'*Annuaire Rozier*, et qui — bien connus dans leur obscurité — n'ont qu'une notoriété de nomination devraient être atteints.

Il faut aux Commandements élevés de guerre autre chose qu'un revêtement de passementeries.

Outre qu'il paraît juste et d'hygiène morale que l'Autonomie soit aux mains exclusives d'autonomistes de la veille et non de convaincus après la lettre, il sera bon que l'avancement et le recrutement déjà atteints de nos jeunes camarades ne soient plus arrêtés par ces « barrages ».

Ce sont en effet les mesures d'équité, de droit, — de grade aux plus dignes, — qui feront venir à la Médecine militaire le meilleur des laborieux.

Tout autant que l'École de santé projetée, idéal cependant désirable à nombre d'égards, et dont beaucoup de conseils municipaux, plus épris qu'on ne l'eût supposé de leur maturité, briguent la main — même sans dot.

Il est vrai qu'il y a des espérances.

*
* *

Des diverses villes : Montpellier, Nancy, Lyon, Bordeaux, qui aiment pour elle même la Médecine militaire et se sont « déclarées », les deux dernières semblent réunir le plus de titres et d'apports.

Ce qui ne nuit jamais aux alliances.

Peut être Lyon, par sa proximité relative des frontières italienne et allemande (il faut mettre nos établissements militaires hors de portée de l'ennemi ; Metz et Strasbourg nous l'ont bien prouvé) se recommande-t-il moins que Bordeaux, qui, par l'internavigation du Brésil, Plata, Antilles, Sénégal, joint aux cas usuels une clinique pour ainsi dire exotique dont, le Tonkin l'a bien prouvé, le médecin militaire ne peut absolument se désintéresser.

C'est affaire de choix délicat pour le Ministre.

Mais, hélas, les Ministres proposent et les Commissions du budget disposent.

Il y a quelques jours, le rapporteur du budget de la guerre ne vient-il pas de conseiller le remplacement de nombre de médecins militaires par des confrères civils à meilleur compte. Il faut de la prudence dans cette voie, dont les objectivités premières sembleraient devoir être la substitution des boulangers de Paris à la Manutention du quai de Billy et d'un grand nombre de teneurs de livres à la plupart des officiers plumitifs.

Il vaut mieux essayer de ces douteux tâtonnements d'épargne sur les « bons de linge et chaussures » des hommes que sur leur santé.

M. Cavaignac — qui est surtout militaire par le nom — a vraisemblablement obéi à un sentiment de réaction (légitime en bien des points il faut l'avouer) contre les agissements de l'ex-Directeur, qui voulait tenir en sous-lieutenance à perpétuité nos distingués confrères civils, dans les grades subalternes à perpétuité, nos professeurs et agrégés de Facultés, et semblait préférer en quelque sorte une forte autorité de caporal qu'il se conférait *manu militari*, à l'autorité scientifique qui ne procède pas aussi directement des Bureaux.

Cette réaction est pénible, mais d'équité.

Les injustices ont leur peine du talion.

Aussi, à notre avis, le directeur Dujardin-Beaumetz quelles que soient les faveurs actuelles — et qui ne vont pas sans des jalousies — doit-il se garder des conseils de faire « trop grand », qui lui viennent peut-être des mêmes amis dangereux qui proposaient il y a quelques années de créer 19 Inspecteurs pour les 19 Directions de Corps d'armée.

Il faut un coup d'œil fort mesuré en sa propre cause.

Le Corps de santé militaire n'a demandé l'Autonomie que pour sa dignité et le mieux du soldat malade ; il est essentiel qu'il demeure les mains très ostensiblement vides à ce chevet d'honneur, qu'il ne soit en rien soupçonné d'avoir bataillé pour lui, comme l'Intendance a confisqué « le Contrôle » un peu pour elle-même, et multiplié les « écritures » pour multiplier les Porte-Plumes, suivant ce que conjecture l'Armée.

*
* *

Le Directeur actuel est homme à demeurer plutôt en-deçà de ces limites d'une bonne renommée, à ne pas prendre pour plateforme de popularité un tarif de solde et à poursuivre droitement l'objectif élevé de l'émancipation médicale, — le soin paternel des souffrants.

La preuve, s'il en était besoin, ressort des mesures récemment prises ou projetées :

Meilleur recrutement des infirmiers (1) pour des soins meilleurs ; attribution au Corps de santé seul de l'approvisionnement qui sera désormais scientifique, les comptables et infirmiers devenus bien nôtres, Corps sanitaire (comme en Angleterre ils appartiennent à l'A. H. C., *Army Hospital Corps*) et recevant exclusivement l'impulsion médicale pour le perfectionnement de cette objectivité constante, la cure du soldat malade (Projet de loi du 2 décembre 1887).

Enfin, la giberne rouge, ornement coquet — et qui a déjà fait des envieux à la parade.

Si cet insigne voyant désigne peut-être le médecin à quelques balles, il le désignera aussi au blessé. Et aucun confrère n'est homme à reculer pour ce péril devant cet honneur.

A l'égard de nos distingués camarades de la Réserve et de l'Armée territoriale, c'est un article de plus (d'utilité faible, car il est le plus souvent inhabité de la trousse et « corps sans âme ») à ajouter aux acquêts de l'équipement de guerre.

En effet, l'État qui accorde des deux mains comme «d'office» une première mise à l'avocat du coin, la refuse on ne sait trop pour-

---

(1) Ils ne seront plus tirés des régiments, où l'on se débarrassait des non-valeurs sur le Service de santé-exutoire.

Un de ces infirmiers — malgré lui — se présentait récemment dans un hôpital de Paris avec ses notes de proposition oubliées dans le livret par déplorable mégarde. On y lisait : « *paraît idiot, maladroit de ses mains ; proposé d'office.* »

C'étaient les motifs du choix.

quoi au médecin réputé flatteusement assez riche pour payer sa gloire.

Mais il faut se défier des flatteurs — surtout budgétaires.

Il nous paraît qu'il serait de bon goût d'accorder aux Maîtres et agrégés de nos Facultés mieux que des vêtements de sous-officier — même neufs — alors qu'on équipe des intendants, officiers des Subsistances et interprètes de Réserve.

*
* *

Et qu'on va décréter l'*Unification des soldes*.

La plupart des journaux militaires appuient en un *tutti* formidable cette Unification pour des raisons qui nous paraissent quelque peu de clientèle.

Le 1er janvier est une époque de renouvellements.

Et le sentiment se trouve d'accord avec le tirage.

L'argument fort est que les intendants — et les pharmaciens qu'on agite pour s'en servir dans tous ces débats de solde — émargent plus que l'Infanterie.

Mon Dieu, qu'on ramène intendants et pharmaciens à un tarif plus réduit, si on peut les recruter— ce qui est discutable — je ne m'y oppose mie. Mais venir dire que le jour où docteurs et ingénieurs militaires auront même solde que le commun, il y aura tout autant d'acharnés à piocher cinq ans les diplômes, c'est méconnaître l'humaine nature.

On ira au plus court et au plus facile.

Je le prédis surtout pour les médecins dont le rôle assez obscurément accessoire n'a ni les gloires et les musiques compensatrices du Commandement.

Ni le panache.

Il n'est pas de bachelier qui ne puisse établir ce calcul simple, qu'il vaut mieux commander un bataillon que son porte-sac.

A égalité d'avantages matériels, on préfèrera à l'échappée du lycée moins se barbouiller d'encre et passer officier plus jeune, dût-on trouver dans sa giberne un bâton de maréchal au lieu d'une trousse.

C'est l'humaine faiblesse qu'on ne fasse effort qu'en raison du but.

Aussi, de même que nous avons prédit ici même et le premier il y a dix mois, les médiocres résultats de l'Unification des *aptitudes* et de toutes les unifications à outrance, nous tirons même augure de l'unification des soldes.

Et on le verra bien, car elle sera votée. Elle a pour elle le plus grand nombre.

Et les raisons de réélection — comme celles de réabonnement.

Paris. — Imprimerie Ed. Rousset et Cie, 7, rue Rochechouart

www.ingramcontent.com/pod-product-compliance
Lightning Source LLC
LaVergne TN
LVHW020047170826
845678LV00001B/464

* 9 7 8 2 3 2 9 6 8 7 4 8 3 *